一家人的小食方丛书

快速提升男人精气神的饮食调护书

余瀛鳌 陈恩燕◎编著

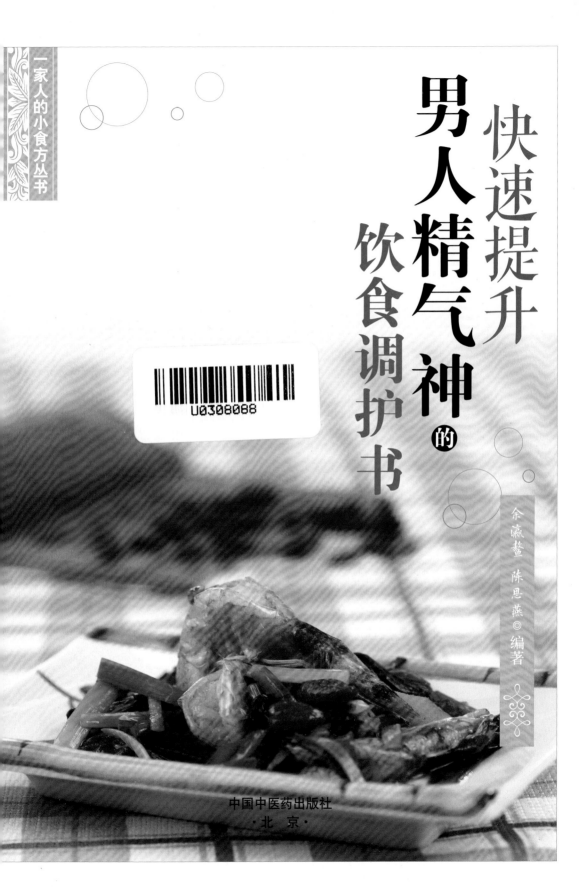

中国中医药出版社
·北京·

前言

中医药博大精深，源远流长，是中华民族无数先贤的智慧结晶，其中不仅包括治病救人之术，还蕴含修身养性之道，以及丰富的哲学思想和崇高的人文精神，在悠久的岁月里，默默守护着华夏一族的健康，为中华文明的繁荣昌盛立下了汗马功劳。

到了现代社会，科技发达，物质丰富，人类寿命普遍延长，但很多新型疾病也随之出现，给人们带来了巨大痛苦。虽然医疗技术不断创新，但疾病同样"与时俱进"，在现代医疗技术与疾病的长期"拉锯赛"中，越来越多的有识之士开始认识到——古老的中医药并没有过时，而且，在很多疑难杂症、慢性疾病的防治方面，有着不可替代的优势。

正因如此，一股学中医用中医的热潮正在世界范围内悄然兴起，很多外国朋友开始尝试用中医治病，其中不乏一些知名人士。例如在2016年里约奥运会上获得游泳金牌的天才选手菲尔普斯，就曾顶着一身拔罐后留下的痕迹参赛，着实为中医免费代言了一把。在国内，中医药的简、便、廉、验，毒副作用小，也收获了大量忠实爱好者，他们极其渴望获得大量的中医药科普知识，但是，中医药知识深奥难懂，传承普及都不容易，这一现象也造成了此领域鱼龙混杂，给广大人民群众带来了一些伤害。

鉴于此，国家中医药管理局成立了"国家中医药管理局中医药文化建设与科学普及专家委员会"，其办公室设在中国中医药出版社。其成立目的就是整合中医药科普专家力量，深度挖掘中医药文化资源，创作一系列科学、权威、准确又贴近生活的中医药科普作品，满足人民群众日益增长的中医药文化科普需求。

在委员会的指导下，我们出版了《一家人的小药方》系列丛书，市场反响热烈。如今，我们再度集结力量，出版《一家人的小食方》系列丛书。两套丛书异曲同工，遥相呼应，旨在将优秀的中医药文化传播给大众。书中选择的大都是一些简单有效、药食两用的食疗小方，很适合普通人在家自己制作；这些药膳小方有些来源于中医古籍，有些来源于民间传承，都经过了长时间的检验，安全可靠。在筛选这些药膳方子时，我们也针对现代人的体质特点和生存环境，尽量选取最能解决人们常见健康问题的方子，并且按照不同特点，分别编成8本书，以适合不同需求的人群。

为了更加直观地向人们展示这些药膳，我们摄制了大量精美图片，辅以详细的制作方法、服用注意事项。全书图文并茂，条理分明，让人们轻轻松松就能做出各种营养丰富、防病强身的药膳，只要合理搭配，长期食用，相信对大家的身心健康、家庭和睦都有巨大的帮助。

为了确保书中所载知识的正确性，我们特别邀请中医药专家余瀛鳌教授领衔编写本套丛书。余教授为中国中医科学院资深教授，曾任医史文献研究所所长，长期从事古籍整理，民间偏方、验方的搜集整理工作，有着极其深厚的学术功底，为本丛书提供了相当权威、可靠的指导。在此，我们对余教授特别致谢。

在本丛书即将出版之际，我在此对所有为本丛书编写提供指导的专家表示深深的感谢，对为本丛书出版辛苦工作的众多人员致以真切的谢意。最后，还要感谢与本丛书有缘的每一位读者。

祝愿大家永远健康快乐！

中国中医药出版社社长、总编辑　范吉平

2017年8月8日

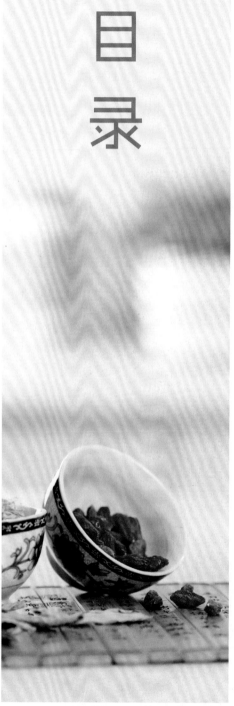

目录

壹

关爱男人，就要养出精气神

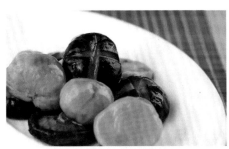

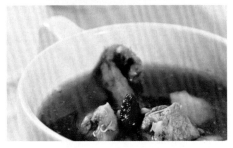

贰

缓解疲劳，
别让身体被掏空

叁

补肾益精，
滋阴壮阳雄风在

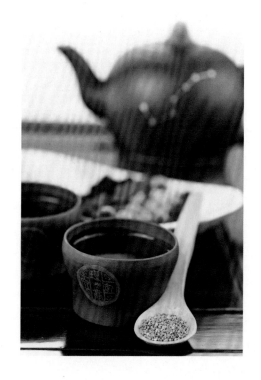

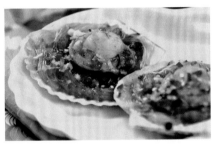

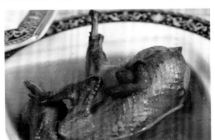

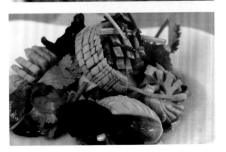

护肝养血，
肝血畅达精神好

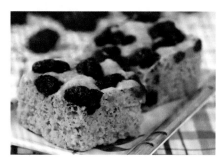

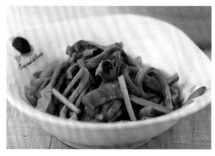

伍

养护脾胃，生化气血身体健

关爱男人，就要养出精气神

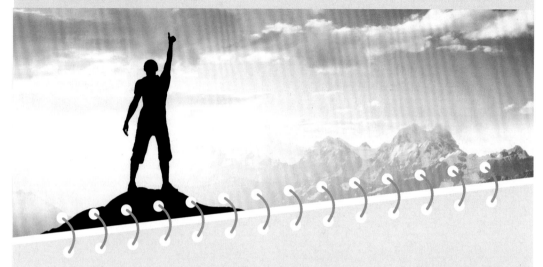

人有三宝"精气神"

　　天有三宝：日、月、星；地有三宝：水、火、风；人有三宝：神、气、精。

　　神是人体生命活动的统帅。《素问·移精变气论》明确指出："得神者昌，失神者亡。"精和气是神的物质基础，气是无形的，推动、协调着人体各系统的运行。精是由水谷精微化生而成。《素问·金匮真言论》说："夫精者，身之本也。"《素问·通评虚实论》又说："精气夺则虚。"也说明了精、气、神之间的密切关系。

　　"精气神"是人体生命活动的根本，是人体健康的标志。人就是活个精气神，尤其对男人而言，格外重要。

男子以精为本

什么是精

精指人体内有形态的精微物质。它既是构成人体的基本物质，也是人体生长发育及维持各种功能活动的物质基础。生命活动有赖于精，精尽则人亡。

精常呈固体或液体状态存在，贮藏或流动于脏腑、血脉之中，包括血、津液、髓、精液、水谷精微等。精与男性的生理功能强弱密切相关，"男子以精为本"，所言不虚。

先天之精和后天之精

从来源上分，精包括先天之精和后天之精。

先天之精又称生殖之精，禀受于父母，是生育繁殖的最基本物质。

后天之精又称脏腑之精，由脏腑化生水谷精微而成，它维持着生命，滋养人体各部组织器官，并与人的生长发育、衰老相关。

精血同源

后天的精与血都是由饮食中的水谷精微化生和充养的，因此有"精血同源"的说法。精与血一荣俱荣，一损俱损，精盈则血旺，精亏则血少，反之亦然。

肾藏精

精主要贮藏在肾中，且精的生成、储藏和排泄，均由肾主管。肾精充足，则生殖能力强，生命力旺盛；肾精不足，则会影响生殖能力，加速衰老，并会产生诸多肾虚病证。

健康充电站　　　　100%

《灵枢·经脉》："人始生，先成精，精成而脑髓生，骨为干，脉为营，筋为刚，肉为墙，皮肤坚而毛发长。"

气是生命原动力

什么是气

气是人体内活力很强、运行不息、极微小难见、构成人体和维持人体生命活动的基本物质之一。其常呈气体状态存在于脏腑组织中，因肉眼难见，故只能通过脏腑组织的功能活动反映出来。

气在人体内运行不息，是生命活动的原动力，推动和调控着人体内的新陈代谢，维系着人体的生命进程。人体的呼吸吐纳、水谷代谢、营养输布、血液运行、津流濡润、抵御外邪等一切生命活动，无不依赖于气来维持。"人活一口气"，气的运动停止，则意味着生命终止。

正气与邪气

气分正气和邪气。

正气指真气、元气，有推动机体运转、温煦及濡养脏腑、防御病邪、促进康复、固摄精血、津液等作用。

邪气指人体内外一切不正之气，泛指各类致病因素。包括来自外部的六淫、疫疠之气等外邪，以及因自身正气失和所产生的内邪。

"正气存内，邪不可干。"正气充足，邪气就不能近身。因此，养护一身正气是养生的根本。

健康充电站 100%

《古今医统大全●老老余编》："《养老新书》云：安乐之道，惟善保养者得之。孟子曰：我善养吾浩然之气。太乙真人曰：一者少言语，养内气；二者戒色欲，养精气；三者薄滋味，养血气；四者咽津液，养脏气；五者莫嗔怒，养肝气；六者美饮食，养胃气；七者少思虑，养心气。人由气生，气由神住，养气全神，可得真道。"

得神者昌，失神者亡

神是人体生命活动的外在表现，是精、气是否充足的直接反映。它包括人的心智、思维、感官、意志、精神等方面，并通过神态、面色、眼神、语言、姿态等表现出来，从这些外表的状态能够判断出人的身心健康程度。

《黄帝内经》中说："得神者昌，失神者亡。"一个人如果神采奕奕、目光炯炯，说明精气充足、身体强健、聪明敏捷；反之，眼神黯淡、无精打采、神不守舍，往往是活力不足、体弱多病、神志不佳的病态表现。

精、气、神，缺一不可

精、气、神三者之间相互资生、相互助长、密不可分、缺一不可，一个人健康与否，也是从这三方面共同衡量的。

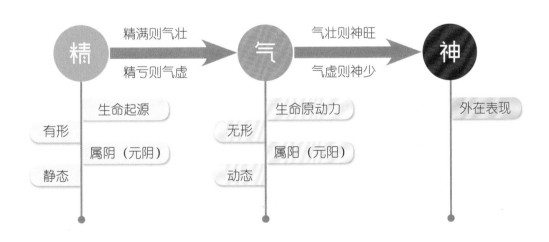

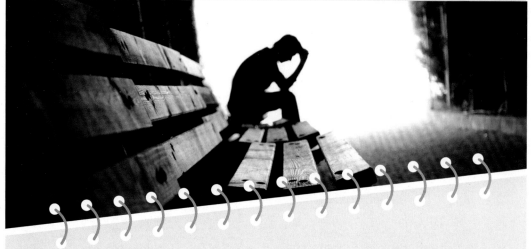

男人
比想象中脆弱

　　男，田力也。男人看上去身体更强壮有力，也被赋予更多的社会和家庭责任，是强者硬汉的形象。但实际上，男人的寿命普遍低于女性，从健康角度看，男人比想象中的更脆弱。别以为他们是打不垮的钢铁战士，多关爱一下身边的男性吧！

身体是事业的本钱

相较于女性，男人追求事业成功的欲望更强，希望自己成为家庭、单位的顶梁柱，跻身成功人士、职场精英的行列。为事业、为家庭、为理想奋斗打拼，责任大、负担重，这也无形中让男人背负了巨大的压力，却不知身心透支的代价巨大，"成功"往往是要用健康、甚至生命去偿还的。

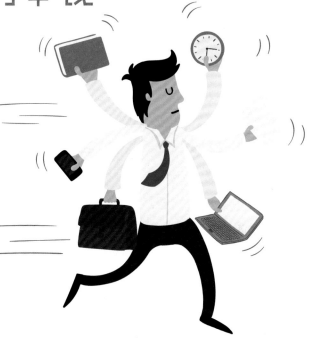

最大的成功是健康

到底什么是"成功"，各有不同的理解。但失去健康，一切的成功都无福享用，也是对家人最大的伤害。所以说，最大的成功是健康。健康也是成功之源，是事业的本钱，是人生的最大投资和最大收益。为了自己和家人的幸福，从现在开始关爱身体吧！

不当"工作超人"

现代社会瞬息万变，竞争激烈，一不小心就要被淘汰。青壮年男性中，"工作超人"越来越多，猝死、过劳死时有耳闻，无不令人扼腕叹息。在身心感到疲倦时，学会放弃很重要，男人们要掌握好工作和健康的平衡，放松心态，量力而行。不看走得有多快，而要看走得有多远，要做那个"笑到最后"的人。

男人更"脆弱"

男人免疫力更差

由于女性有体内雌激素的保护，即便日常伤风感冒等小毛病比较多，但大病反而不容易得。男性则正好相反，表面看上去很强壮，生活随意不节制，平日有点不舒服扛扛就过去了，不加以重视，再加上免疫力本来就低于女性，所以，男人常常"病来如山倒"，青壮年得大病、致死者较多。全世界男性的平均寿命均低于女性。

别让健康亮红灯

"冰冻三尺，非一日之寒"，疾病的发生、发展都不是一蹴而就的，而是在长期的亚健康状态下慢慢积累转化而来。不少疾病没有明显的症状，或处于潜伏期（如肺癌、肠癌等，往往有明显症状时已是晚期），这就需要男性格外重视定期体检，对疾病早发现、早治疗，别把小病拖成大病。当身体发出一些不舒服的警讯时，就是健康亮起了红灯，需要马上调整状态加以改善，及时的调养可以起到预防疾病发生、延缓病情发展的作用。千万别等到疾病缠身时，才想起日常保健的重要。

健康充电站　　100%

男性应注意观察自己的健康状况，以下方面有异常时应及早检查。

- ✿ 观察五官、皮肤、面色、指甲、四肢、体形等身体变化，是否有异常或改变。
- ✿ 进食、饮水、大便、小便等一进一出是否通畅，是否有吐泻、便秘、小便不利等情况。
- ✿ 性功能是否正常。
- ✿ 身体是否有酸胀肿痛、麻木等不适，肢体、关节是否灵活自如。
- ✿ 睡眠质量和精神状态是否有异常。

男人的9大高发疾病

有些疾病是男性特有的，也有些疾病"重男轻女"，男性患病比例要远远高于女性，如肺癌、肝病、大肠癌、痛风等，猝死者中也以男性居多。

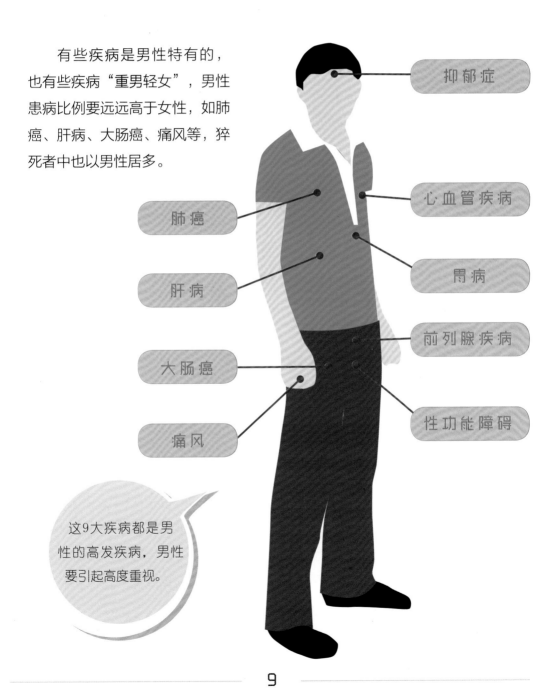

抑郁症

心血管疾病

胃病

前列腺疾病

性功能障碍

肺癌

肝病

大肠癌

痛风

这9大疾病都是男性的高发疾病，男性要引起高度重视。

1 性功能障碍

性功能障碍是男性疾病中的一大类别，包括ED（勃起功能障碍）、阳痿、早泄、阳强和不射精等症，其中以ED影响最大、最为常见。除了器质性疾病，也常常与高血压、冠心病、动脉硬化、糖尿病、神经系统疾病等关系密切。

2 心血管疾病

男性心脏病、动脉硬化、冠心病等心血管疾病的发病时间平均比女性早10年，且心肌梗死、中风、猝死的发生率是女性的数倍。这与男性压力更大、烟酒过度、肉食偏多、缺乏雌激素保护等因素均有关。

3 前列腺疾病

前列腺疾病主要包括急、慢性前列腺炎及前列腺癌等，发病率不断上升，已成为多发、高发病。主要表现为排尿困难、尿频、尿急、尿痛等，不仅影响性功能，还极易引起尿潴留，造成极大痛苦。

4 肺癌

我国男性肺癌的发生率为我国男性十大癌症之首，因其早期诊断困难，当有咳嗽、咳痰带血、胸痛、呼吸困难等症状时再去看医生，近八成人已经是晚期，往往病情发展迅速，死亡率极高。

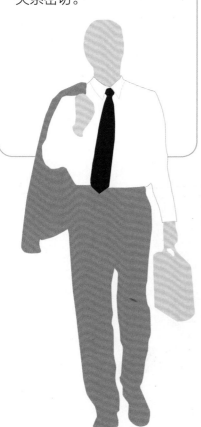

大肠癌

直肠癌、结肠癌等癌症的发生率，男性明显高于女性，是我国男性十大癌症第2位。这可能是由于男性进食高脂肪食物较多，而摄入的纤维素较少引起的。且大肠癌早期容易与痔疮混淆，不易发现而错失治疗时机，造成较高死亡率。

肝病（肝癌）

肝病格外青睐男性，如急慢性肝炎、脂肪肝、酒精肝、肝硬化、肝癌等，男性患病率均明显高于女性。其中，肝癌为我国男性十大癌症第4位。

抑郁症

人们往往认为女性易患抑郁症，其实，男性抑郁症一点不少，且自杀死亡率更高。由于男性更少通过倾诉、哭泣等方式释放情绪，使其更为压抑，病情更重，后果也更为严重。

胃病（胃癌）

男性胃病的发生率比女性高出6倍以上。包括胃炎、胃溃疡、胃癌等，其中胃癌为我国男性十大癌症第3位。这与男性生活不规律、压力较大、饮食不节制、饮酒等均有关。

痛风

痛风（高尿酸血症）也是男性高发疾病，好发于40岁以上较为肥胖的中年男性，且有年轻化的趋势。多表现为趾关节疼痛等。这多与男性肉类、酒类进食过多、不爱运动等有关。

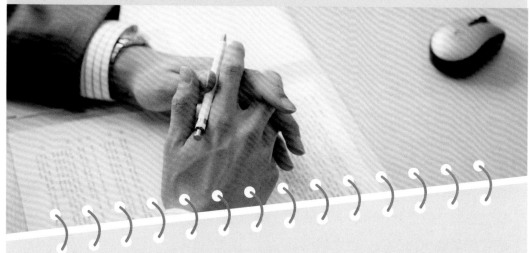

损害男人
精气神的因素

　　不爱惜身体是男人的通病，他们为了家庭、工作、学习等废寝忘食，认为自己身体强壮，扛得住，不服老，不认输。哪怕有小毛小病或不舒服，也不愿在别人面前表现出脆弱的一面，勉强支撑。这样的结果是给身体带来更大的损害。

衰老

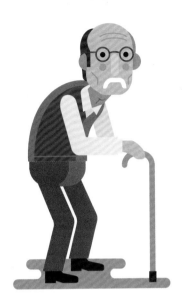

健康充电站　100%

《黄帝内经》载："丈夫八岁，肾气实，发长齿更。二八，肾气盛，天癸至，精气溢泻，阴阳和，故能有子。三八，肾气平均，筋骨劲强，故真牙生而长极。四八，筋骨隆盛，肌肉满。五八，肾气衰，发堕齿槁。六八，阳气衰于上，面焦，发鬓颁白。七八，肝气衰，筋不能动，天癸竭，精少，肾脏衰，形体皆极。八八，则齿发去。"

人体有自己的生命密码，生、长、壮、衰、亡，是自然规律，而这个变化规律又有男女的不同。《素问·上古天真论》就指出，女性以7年为一个周期变化，而男性则以8年为一个周期变化，并详细阐述了男性每个8年的肾气变化状况。由此看出，男性32岁时身体达到鼎盛状态，而从40岁开始，肾气开始衰弱。到老年时，肾中精气就十分虚弱了。所以，老年人肾虚精亏的症状非常普遍，也是正常的退行性变化。

衰老造成的肾气虚弱主要表现为阳虚症状：如腰膝酸软、腰背冷痛、关节痛、筋骨痿软、骨质疏松、神疲乏力、面色虚白或黯黑、畏寒怕冷、小便清长、夜尿偏多、大便溏泻、水肿、耳聋、健忘、嗜睡、多梦、自汗、虚喘气短、白发脱发、形体虚胖等，男性则有不同程度的性欲减退、阳痿、早泄、尿少或尿频、尿不尽、尿失禁等状况。

肾阳又称元阳、真火、命门之火，是人体阳气的根本。肾阳日渐虚衰如同火苗越燃越弱，人的精气神自然不比年轻人。

衰老不可抗拒，但可以延缓它的步伐。如男人能从中年开始注意补肾精、益肾气，就能避免早衰的发生，让各种老年病来得晚一点。

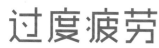

过度疲劳

过度疲劳是损害精气神的重要原因。如果连续从事高强度工作而得不到充分休息，再加上精神紧张、压力大、黑白颠倒、作息紊乱，就会出现难以缓解的慢性疲劳，进而引发抑郁、胃病、皮肤病、阳痿、早衰、心血管疾病等，是迈向亚健康的第一步。过劳还容易发生猝死，应引起高度重视。

慢性疲劳的表现

无精打采、神疲乏力、倦怠肢懒、注意力不集中、思维迟钝、健忘、头痛头晕、耳鸣目眩、心烦胸闷、睡眠障碍或嗜睡、性功能障碍、精神恍惚、食欲不振、腰背疼痛、烦躁易怒、须发早白、脱发、免疫力下降等。

疲劳损伤肾精

长期疲劳会使人肾精亏损，继而伤及气、血、津液、脏腑、筋骨、皮肉。精气皆不足，神必然缺失，导致整个人的身体和精神状态均出现萎靡、虚弱的情况。

健康充电站　100% 🔋

《黄帝内经太素》对"久劳所病"有这样的说法。

- ✿ 久视伤血。役心注目于色，久则伤心，心主于血，故久视伤血。
- ✿ 久卧伤气。人卧则肺气出难，故久卧伤肺，肺伤则气伤也。
- ✿ 久坐伤肉。人久静坐，脾则不动，不动不使，故久坐伤脾，脾伤则肉伤也。
- ✿ 久立伤骨。人之久立，则腰肾劳损，肾以主骨，故骨髓伤也。
- ✿ 久行伤筋。人之久行，则肝胆劳损，肝伤则筋伤也。

生理疲劳和心理疲劳

疲劳又分为生理疲劳与心理疲劳。身心是一个统一的整体，二者是互相作用、互相转换的。简单地说，就是身累会引发心累，而心累也会导致身累。比如，体力劳动消耗过多的人，不仅四肢酸痛乏力，还会出现反应迟钝、精神萎靡、双目无神、烦躁、健忘的状况。同样，操心劳神、思虑过度的人，即便没有什么体力劳动，也会出现四肢无力、食欲不振等身体倦怠不适的状况。

所以，不论是体力劳动，还是脑力劳动，一旦过度，都会造成身心全面的疲劳反应。

外界环境引起的疲劳

如长时间处于缺氧、混乱、嘈杂、噪声、暑热高温、风寒、空气污染等不良环境中，即使没有什么体力活动或脑力劳动，也特别容易感到疲劳。所以，对于一些必须处于这些环境中的工作者，一定要给予更多的关爱。

熬夜危害大

熬夜最容易引起疲劳。夜晚的睡眠可以说是养精蓄锐的最佳时机，此时，人体阳气潜藏，重在养阴，高质量的睡眠有助于弥补白天的损耗、修复脏腑功能、促进新陈代谢。如果夜间不能好好休息，加班工作，大脑过度兴奋，不仅不能养阴，还会暗耗阴血和津液、损伤精气，造成阴虚内热、肝肾精亏，表现为疲劳困倦、头痛、上火、免疫力下降，对健康危害极大。

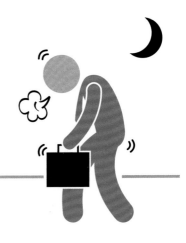

心理状态不佳

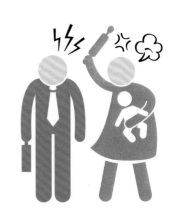

人人都想心情愉快，但在工作和生活中难免会遇到各种困扰，如工作不顺、事业受阻、失恋、家庭不睦等，造成紧张、焦虑、愤怒、孤独、悲忧等负面的心理状态，都会给人带来相当大的压力，造成情志失调。

当压力大到难以调节和化解的时候，抑郁就产生了。中医认为，长期情志不畅会导致身体阴阳失调、肝气郁结、气血凝滞、心神失养，引起闷闷不乐、烦躁易怒、情绪失控、胸闷气短、头痛、失眠、精神萎靡、健忘、食欲不振、脱发、白发等状况，并容易发生性功能障碍、溃疡、皮肤病、胃病等病变。可以说，心理状态的不佳会对身心造成全面的损害。

隐藏的抑郁

男性抑郁一般为"隐藏式抑郁"。这是由于男人总想承担强大的社会角色，不愿接受自己脆弱的一面，有心理问题时往往不承认、不求助、不沟通，报喜不报忧，人前表现得若无其事。与女性相比，男性的抑郁是隐藏的，且经常通过酒精、药物、疯狂工作来掩盖情绪。一旦失控爆发出来，就会易怒、狂躁，甚至有暴力、自杀、危害社会的倾向，更为危险。

适度宣泄有益健康

男性应积极寻找适当的宣泄渠道，及时调整自己的心理状态。不要认为哭泣、倾诉这样的方法不够男人，其实这是非常有效的宣泄手段，不分性别。此外，应多晒太阳，多参加户外运动，不要当"宅男"，增加人际交往，保持规律作息，保证睡眠。最后，获得家人理解和支持、用爱驱走抑郁也非常重要。

运动不足，体形肥胖

多数男性年轻时热爱运动，但进入中年后就由于工作、生活日渐繁忙而放弃了运动。不少人事业有成，家庭平稳，开始享受生活，由于体力活动不足，再加上营养过剩、代谢不良，使得中年男性非常容易发胖。

小心代谢综合征

中年男性"发福"者以大腹便便的状况居多，也就是趋向苹果型身材，表明体内脂肪增多，尤其是腹部脂肪堆积、突出、松软。

这种身材更易患代谢综合征，即人体代谢功能整体下降，容易出现便秘、水肿、脂肪肝等情况，高血压、高脂血症、动脉硬化、冠心病、糖尿病、痛风等疾病也提早发生，如影随形，心梗、脑卒中等心脑血管意外的发生率较高。

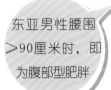

东亚男性腰围≥90厘米时，即为腹部型肥胖

男性更要关注腰围

俗话说："腰带越长，寿命越短。"男性要特别注意腰围的变化，小心苹果型身材。不要对挺起的啤酒肚无所谓，沉重的体形不仅让人行动不便、容易疲累、气喘，更是健康大敌。

积极运动精神好

运动不分年龄，只要在力所能及的范围内，每天保障一定的运动量就好。一能消耗过剩的热量、保持标准体重，二能强健肌肉和骨骼、使人体态年轻、体力充沛，三能调节心情、畅通气血、改善睡眠，四能发汗排毒、促进代谢、提高免疫力。可以说，积极运动是养护精气神的良药。

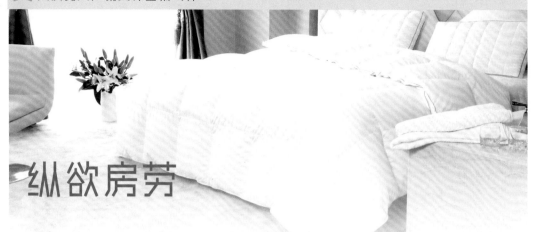

纵欲房劳

适度的性生活是有利于健康的，但如果纵欲的话，则会耗伤肾精，造成"精失、气散、神离"，是养生大忌。无节制的纵欲，轻者多病，重者丧命。

纵欲最伤精气神

由于每个人的身体状况不同，并没有一个定量的标准来衡量性生活。只要性生活的第二天感觉体力充沛、精神愉悦，没有明显头晕、困倦的疲惫状况，一般来说都是正常的，不算过度。

长期来看，如果手淫、遗精次数频繁、房事过多，造成精液透支，往往会出现头晕、失眠、精神萎靡涣散、食欲不振、身体日渐消瘦、周身无力、腰酸腿软等状况。年轻时血气方刚、纵欲过度，常会为中年时的阳痿、早泄、肾衰、神经衰弱等病症埋下隐患。所以，不论在哪个年纪，性生活都要适可而止，不可过度。

小心药物

不少男性由于性功能下降或追求更多的快感而使用壮阳类药物。不论是古代"春药"，还是现代的"伟哥"，这些药物都会使人过度亢奋、心力交瘁、肝肾损伤。一晌贪欢的结果是精力透支、阴血皆伤，性功能反而加速衰退。

此外，还有一些治疗基础性疾病的药物也会造成性功能障碍，称为"药物性阳痿"。如治疗心血管疾病药、麻醉止痛药、激素类药、精神疾病用药等，易引起性欲减退、射精困难、阳痿等性功能障碍。通常在及时停药后可恢复正常。

脾胃不调

男性患胃炎、胃溃疡及十二指肠溃疡、胃癌等胃病的比例明显高于女性，并多发生于40～50岁的中年时期。

脾胃不调的常见症状有：上腹胃脘部不适、腹胀疼痛、饭后饱胀、嗳气、泛酸、烧心、食欲不振、消化不良、体形消瘦，甚至恶心、呕吐、腹泻等。

脾胃是"后天之本"，是气血生化之源，脾胃不佳则影响营养的消化吸收及气血的生成输布，从而使身体日渐亏虚、免疫力下降。而在容易患胃病的因素里，男性恰恰占得最多。尤其是脑力工作者、领导、销售、司机、记者、演艺人员、销售等职业的男性，都是胃病的高危人群。如有以下情况者，应提早养护预防。

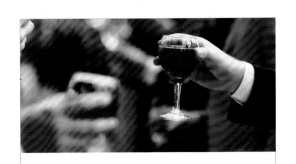

抽烟、酗酒：烟酒对胃病的发生有直接影响，有些男性宴请应酬较多，推杯换盏喝到胃出血，十分危险。

暴饮暴食，三餐不规律：男性社会活动多、外出时间长，饮食不能定时定量，最伤脾胃。

卫生不佳：由于外出就餐的机会多，接触不洁食物的可能性也增大了，细菌感染的机会也更多。

紧张劳累：思伤脾，工作紧张、长期废寝忘食、思虑过度会打乱整个消化系统的正常运作，故脑力劳动、精神压力大者患胃病的更多。

生气：愤怒生气、情绪不佳会造成肝气犯胃，让人胸腹胀满，吃不下饭、胃气上逆、呕吐。

过食肥甘油腻：男性一般肉食较多，易造成饮食积滞、腹胀、便秘、消化不良等。

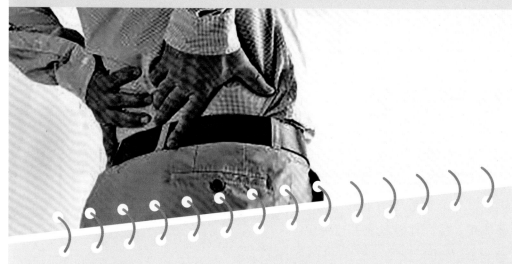

男人养精
先要养好肝肾

"保精、养气、摄神"，是养生的三大法宝。尤其是对男人来说，放在第一位的就是养精。

肾藏精，肾虚则精气的生成、储藏和排泄都会出现障碍。肝肾同源，精血互化，肝血充足才能化生肾精。因此，养好肾与肝，是男性养精的关键。

肾虚有什么表现

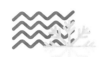

肾阳虚

肾阴虚

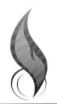

肾阳又称元阳、真火、命门之火，是人体阳气的根本。肾阳虚常有寒湿、水肿、气虚的表现。

肾阴又称元阴、真阴、肾水，是全身阴液的根本。肾阴虚常有精亏、虚热、火旺的表现。

性功能：肾阳虚则性欲减退、阳痿、早泄、不育，肾阴虚则早泄、遗精或阳强不倒、性欲亢进。

小便：尿频，夜尿增多，尿不尽，尿失禁，肾阳虚者小便清长、易水肿，肾阴虚者尿少赤黄。

大便：肾阳虚者大便稀软溏泻，肾阴虚者大便秘结。

体形：肾阳虚者多形体虚胖，肾阴虚者多形体消瘦。

面：面色苍白或暗黑，无光泽，衰老多皱纹。

眼：眼睛昏花，无神。

耳：听力下降，耳聋，眩晕耳鸣。

齿：牙齿松动、脱落。

发：须发早白、干枯、脱发。

脑力：记忆力下降，健忘，老年痴呆。

肢体：腰膝酸软，两腿无力，筋骨痿软，骨质疏松。肾阳虚者畏寒怕冷、手脚冰凉、关节痛，肾阴虚者则五心（两手心、两脚心及心口）烦热。

睡眠：肾阳虚者嗜睡多梦，肾阴虚者失眠多梦。

汗：易出虚汗。

精神：无精打采，神疲乏力，容易生病。

补肾益精这样做

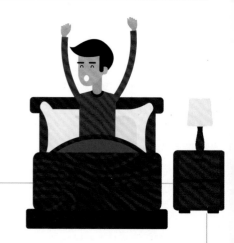

冬季宜养肾

冬季阴气最盛，主藏。肾属阴中之阴，肾精也宜藏，最忌耗泄损伤。中医以潜藏蛰伏之意比喻肾的生理特性，正好与冬季相应。冬季加强调养，避免阴精的过度耗损妄泄，补肾益精的效果最好。

不要憋尿

长期憋尿不仅易造成膀胱损伤，还易伤及肾脏及前列腺，引发尿路感染、肾炎及前列腺疾病。工作繁忙、外出时间长的人要特别注意及时排尿。

控制性欲

性生活适度养人，纵欲伤人。性生活是双刃剑，纵欲、禁欲均不宜，"适度"才最符合自然之道。切忌纵欲贪欢，房事过劳，纵情声色。性生活节制有度是养肾保精的重要原则。

到底怎样才是"适度"因人而异，以双方满足、第二天愉悦、不累为宜，不必计较频次、时间、粗硬、长短等而产生心理负担。也不要过于惜精，认为"一滴精，十滴血"，泄精伤元阳，就禁欲或忍而不射，反而不利于健康。此外，切忌酒后行房。

健康充电站　　　　　100%

《素女经》："人年二十者，四日一泄；三十者，八日一泄；四十者，十六日一泄；五十者，二十日一泄。"仅做参考。

注意腰部保暖

在寒冷季节，尤其是寒湿阴冷或风寒肆虐时，要加强腰背部以及膝盖等身体关节处的保暖，切勿让寒邪进入身体，损耗阳气。

不要熬夜

保证晚上11点之前上床睡觉是养肾阴、益肝血的最佳养生法。因为夜晚是肝血回流、养阴生精、脏腑自我修复的时间，熬夜最为伤阴耗血、损肝肾，降低人体免疫力。

站桩

也叫蹲马步，10~20分钟为宜。站桩有助于强化下肢肌肉和筋骨的力量，稳定根基，养精蓄锐，培养精气神。

打坐

静能养阴，每天睡前打坐，哪怕几分钟，都有助于放松身心，提高睡眠质量，对养肾阴很有好处。

咽津

早上起床后，将舌头在口腔内搅动，至津液流出后，缓慢吞咽下津液。唾为肾精所化，咽而不吐，有滋养肾中精气、润燥生津的作用，是养生之宝。

搓腰、揉肚脐

将双手搓热，放在后腰肾脏位置，由里向外划圈按摩3分钟。再围绕腹部肚脐处，顺时针方向摩揉3分钟。每天坚持，晚上临睡前做效果更好。

泡脚

足为人体之根，也是人体肾经的始发位置。睡前用热水泡脚10分钟左右，能活化全身气血运转，缓解疲劳，促进睡眠。泡脚后如能做些足底按摩，效果更好。

养肝保肝这样做

肝肾同源，精血互化，肝血充足才能化生肾精。所以，男人在养肾的同时，千万不要忘记养肝，一方面可养精益血，另一方面，也能预防各种肝病。

控制火暴脾气

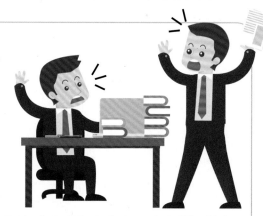

脾气暴躁、易怒与人体的肝火旺有很大关系，肝功能不佳者往往脾气都不太好。"肝喜条达而恶抑郁"，"怒则伤肝"，可见，不良情绪对肝的影响很大。平时容易发怒生气、抑郁不畅的男人容易肝郁气滞、肝血瘀阻或肝火上亢。应自觉调整自己的心态，尽量保持平和舒畅，就是对肝最好的养护。

及时休息，疏解压力

男性的社会角色使其承担更大的社会压力和心理压力，过度劳累而得不到很好的休息也是肝病发作的一大原因。工作太拼命的男人一定要注意及时休息，做到按时吃饭，保证睡眠，让身心有充分放松的机会。

喝茶

茶能清热解毒、平抑肝火。男性平时以茶代水，应酬时以茶代酒是最好不过的。绿茶、乌龙茶解毒、养肝效果最佳，也可以在茶中添加枸杞子、五味子、菊花、茉莉花等，对清肝毒、疏肝郁、防肝病、护视力，均有一定的益处。

戒烟

不少男人靠吸烟来解乏、提神，慢慢养成了习惯。吸烟除了对肺、心血管有直接损害外，还能直接或间接地加速肝纤维化的形成，增加肝硬化、肝癌发病率。而身体的免疫力的下降，也使乙肝、丙肝等病毒更容易侵犯人体而致病。因此，男人最好尽早戒烟。

不可酗酒

男人为了应酬、业绩、交友，或为了解愁、放松、壮胆，常常与酒为伴。酒最早作为药物使用，有活血化瘀、升阳祛寒的作用，适量饮酒能通络止痛，舒缓紧张疲劳，畅达心胸。但"小饮怡情，大饮伤身"，酒是大热之品，大量、长期喝酒，甚至酗酒成瘾，非常有害。

酒精过量会损伤肝功能，形成酒精肝，进而引发肝硬化等其他肝病。酒精还会抑制中枢神经系统，降低血液中的睾丸酮和黄体酮激素水平，抑制性功能。而且，酒精对泌尿系统、生殖系统、神经系统等均有伤害，尤其是患有勃起功能障碍、性欲低下、前列腺疾病、不育症的男性，必须戒酒，以免加重病情。饮酒对于男人，不仅不能壮阳助性，反而会降低性功能。醉酒后同房更会引发阳痿、早泄，加重肾虚症状。

平时喜欢饮酒的人一定要控制好量，小酌微醺即可，不可大醉。尤其要少饮高度白酒。

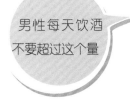

男性每天饮酒不要超过这个量

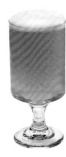

啤酒
250毫升

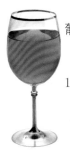

葡萄酒
（红酒）
125毫升

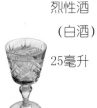

烈性酒
（白酒）
25毫升

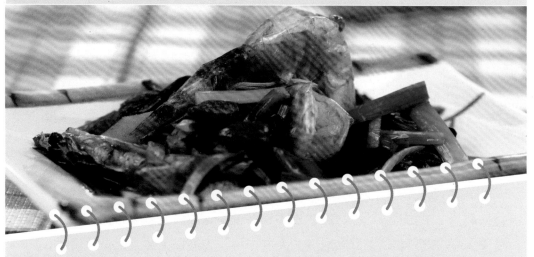

提升精气神的
饮食法

"肾为先天之本，脾胃为后天之本"。脾胃功能强健，气血得以化生，是保养精气不可或缺的因素。俗话说"男人靠吃"，男人不光要嘴壮能吃，还要会吃、合理地吃，才能让身体强健，精气神更充足。

饮食是精气神的物质基础

补精益气靠脾胃

　　脾胃可以吸收和运化饮食中的各种营养物质，化生为精、气、血、津液等精微物质，并将其转输至全身，以维持人体正常的生理活动，使人气血充盈、精力充沛、肌肉丰满、四肢健壮。所以说，脾胃是人体气血生化之源，又被称为"后天之本"，也是保证"精气神"的物质基础。

健康充电站　　　　100% 🔋

- 《脾胃论》："四时皆以养胃气为本，宗气之道，纳谷为宝。盖饮食入胃，游溢精气，上输于脾，脾气散精，上归于肺，冲和百脉，颐养神明，利关节，通九窍，滋志意者也。"
- "脾胃虚则九窍不通。"
- "内伤脾胃，百病由生。"

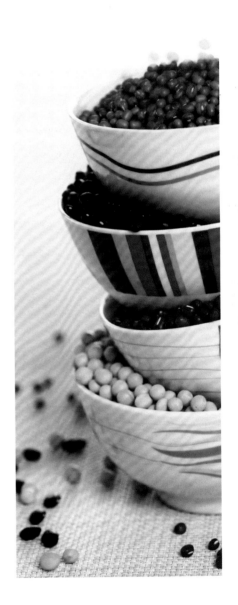

养成良好的饮食习惯

中医养生非常重视饮食习惯，认为生活中的饮食不节、过食肥腻、偏食偏嗜、饥饱不均等都可能伤及脾胃，进而损伤气血，影响健康。尤其是男性，饭量大、贪吃、好吃，不良嗜好及习惯较多，又不太关注生活细节，往往吃得不合理、不健康，非常容易脾胃失调，百病由生。

看看下面的习惯你是否做到，如果没有，就赶快改变和调整吧。

健康充电站 　　100%

⚙ 《黄帝内经》："五谷为养，五菜为充，五果为助，五畜为益。"
⚙ 《脾胃论》："或因饮食失节，起居不时，妄作劳役，及喜怒悲愉，伤胃之元气，使营运之气减削，不能输精皮毛经络，故诸邪乘虚而入，则痰动于体、而成痼疾，致真气弥然而内消也。"

能量充足，保证营养

男性日常体力、精力消耗较大，饮食一定要保证热量和营养充足，不能入不敷出。在紧张、劳累时，更要加强营养，多吃高蛋白、高钙、高铁的食物，如畜肉、禽肉、鱼肉、牛奶、鸡蛋、豆类食物等。需要控制体重的男性也最好以加强运动为主，而不是以节食为主，否则会损伤气血，弱化筋骨肌肉，使体力和免疫力下降。

三餐定时定量

三餐要有规律，定点吃饭。早餐要吃饱，午餐要吃好，晚餐要吃少。每餐进餐量要有节制，不要暴饮暴食，切勿饥一顿饱一顿，以免整个消化系统紊乱，引发肠胃疾病。

粗细搭配

主食中除了精米、白面，要增加粗粮、杂粮和豆类等品种，可以更多地摄入膳食纤维和多种维生素，保证营养均衡，促进人体代谢，预防疾病。

荤素搭配

男性一般吃肉较多，但别忘记搭配蔬菜、菌类和豆类制品等素食，做到每餐有荤有素，以免发生因饮食积滞、代谢不良造成的便秘、痔疮、肠癌、肥胖、糖尿病等问题。

喝粥养胃

暖暖一碗粥是养胃的好帮手。经常酒宴应酬、大鱼大肉的男性，不妨在早晚餐时以一碗粥作主食，对养护脾胃、缓解胃炎、胃溃疡等胃病均有好处。

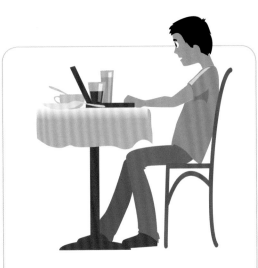

专心吃饭，愉快进餐

不少人一边吃饭一边看手机、玩电脑、打游戏，甚至加班、赶路，注意力完全不在进食上。长期如此，必会影响消化功能。

进餐时心情不佳、愤怒生气、思虑忧愁，不仅影响食欲，吃进嘴的食物也是食不甘味，难以消化，还容易发生气滞胀满、腹胀腹痛、呕逆、打嗝等问题。

俗话说"磨刀不误砍柴工"，要把吃饭看作是一件很重要的事，进餐时要尽量营造专注食物、轻松愉快的氛围，再不开心的事也放一放，好好吃饭，没准美食也是修复心情的良药呢！

不同年龄男性的饮食需求

青春期（16~24岁）

这一时期的青少年生理功能旺盛，身心还在成长发育中，学习负担重，压力大，男孩的运动量大，体能消耗大，食欲、代谢都很旺盛，很容易感到饥饿。

此阶段的饮食应以高热量、高营养为原则，保证全面、丰富、均衡。需要补充大量糖类、蛋白质、脂肪、矿物质钙、铁、锌等，以促进肌肉、筋骨生长及生殖系统发育。此时注意不要养成暴饮暴食的习惯，切忌一餐吃得过饱，可通过少食多餐来保证热量和营养。

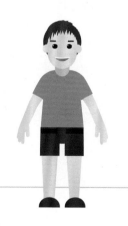

青年期（25~39岁）

从学校走向社会，成家立业，逐渐成为家庭、单位的顶梁柱。这一阶段还要经历择偶、结婚、生育、就业、升职等，是人生的上升时期，也是精力旺盛、工作效率高、成长迅速的时期。这个年龄段的男性生育能力最强，应多多养精蓄锐，为"造人"创造良好的身体条件。

青年期的饮食要丰富全面，营养充足，以满足大量的体力消耗。不宜偏重烟酒、大鱼大肉，注意多补充蔬菜、水果，保持三餐定时定量，进食规律，外出时保证饮食安全卫生。

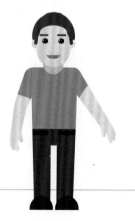

中年期（40~60岁）

工作中开始进入领导岗位，脑力劳动多于体力劳动，容易思虑过度，精神压力增大。此时上有老，下有小，男人责任更大，要多关注心理健康。中年时期一般身体状况平稳，并开始进入缓慢下降的阶段，有些人开始身材发福，出现谢顶、啤酒肚等中年男人体态。肌肉力量、性功能、睡眠质量开始下降。

中年男性的精神压力大，体力活动少，代谢能力相对下降，更应加强运动，控制体重。食物要多样化，口味清淡，减少油腻厚味、肥甘生冷，少食多餐，不宜酒宴连连。心血管疾病、糖尿病、痛风、肝病等疾病特别青睐中年男性，应小心预防，避免慢性病早早上身。

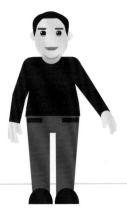

老年期（60岁以上）

肾气逐渐衰弱，脏腑功能日渐降低，代谢能力显著下降。老年时期多患有各类慢性病，腰腿无力酸痛，性功能减退，前列腺疾病、尿频多发，体重、血压、血脂、血糖等易于偏高，多需要借助药物控制。老年男性老年痴呆、中风、肺癌、肠癌、肝癌、前列腺癌的发病比例也比较高。

老年男性应注意少食多餐，控制好进食量。由于牙齿不全的原因，咀嚼越来越困难，要注意细嚼慢咽，多吃易消化的半流食，不宜生冷油腻、嗜酒（尤其是白酒）、高甜、高咸、高脂、重油饮食。注意扶正祛邪，补益亏损，增加自身防病、抗病能力，延缓衰老，提高生活质量。

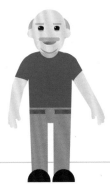

食疗调养精气神

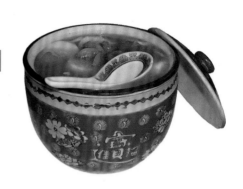

食疗胜药疗，慢养胜猛药。饮食疗法是我国特有的保健传统。在日常饮食中，不同功效的食材或中药材相结合，制作成茶饮、泡酒、汤粥、糕饼、膏、丸等食物，细水长流，对证滋补，可以更好地发挥补益作用，又避免了单纯用药的苦涩感和副作用，是美味、健康可以兼得的好方法。

药食两用材料是首选

食疗材料应以药食两用材料为首选。这类材料既是日常食品，又是中药材，长期食用也能保证安全，无毒副作用，可以放心食用，如山药、百合、大枣、枸杞子、莲子、芡实、黑芝麻、核桃仁、覆盆子、桑椹、黑豆、蜂蜜等。

适当选择保健药材

还有些材料属于有保健作用的中药，可在饮食中对证、适量添加。但应注意用量、用法和服用宜忌，不能随意或不限量地吃。这类药品有西洋参、熟地黄、五味子、金樱子、巴戟天、肉苁蓉等。

对证选材是关键

在选择食疗材料时，最关键的是要对证。如肾阳虚者应选择益气助阳的材料，肾阴虚者应选择滋阴填精的材料，肾气不固，出现滑泻症状者，应选择固肾涩精类材料。切不可一听补肾养精就盲目服用壮阳的大补药物，而应该根据自己的症状来选择。

坚持食用才能见效

"冰冻三尺，非一日之寒"，精气神差也是长期积累出的问题，同样，"病去如抽丝"，调养也要慢慢来。

由于食疗一般会选择药性比较和缓的材料，所以，效果也并非立竿见影，需长期坚持食用，才能起到预防疾病和改善不适症状的作用。食疗对症状比较轻微的患者效果较好，而对于病情比较严重的患者，还需在专业治疗的前提下，把食疗作为辅助手段，切不可代替药物治疗。

以"补肝肾、健脾胃"为原则

养护精气神的重点原则是"补肝肾，健脾胃"，在食疗时注意选择有这样效果的食材，对促进运化、提升气血、补肾益精、养肝补血、扶正祛邪有良好的效果。

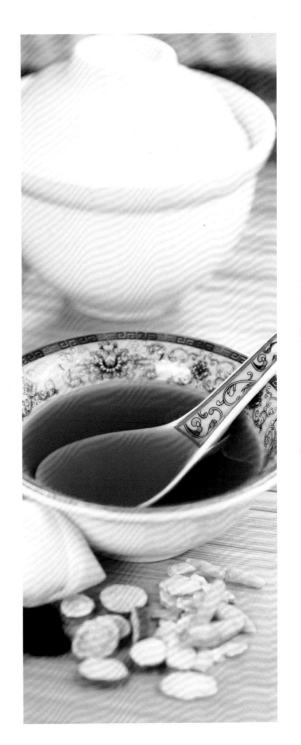

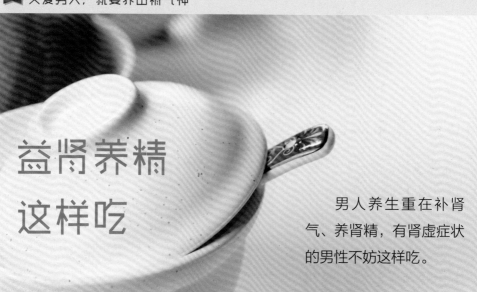

益肾养精
这样吃

男人养生重在补肾气、养肾精，有肾虚症状的男性不妨这样吃。

血肉之品益精血

男人一般吃肉类较多，而动物类食物也确实营养价值更高。其蛋白质中的氨基酸组成与人体最为接近，被人体吸收得也更快；脂肪可起到储备能量的作用；钙、磷、铁等矿物质含量丰富，可强化肌肉和骨骼，适合体力消耗较大的男性多吃。如畜肉、禽肉、鱼肉、动物血、动物肝、动物肾（腰）、鸡蛋等，对男性益精养血都很有好处。

当然，食用肉类也不宜过度，还要注意荤素平衡，以促进运化，避免积滞。

多吃种子可固肾益精

植物种子是储备能源的精华库，是植物中能量最集中、最富含生命力的部分，因此，植物的种子具有增加能量、固肾益精的作用。如小米、玉米、大麦、燕麦、芡实、莲子、核桃仁、枸杞子、黑芝麻、花生、开心果、腰果等。

谷粮类种子的胚芽和坚果类种子中富含蛋白质、B 族维生素、维生素 E（生育酚）、矿物质锌、铁、钙等物质，可促进生育、提高精子质量，是男性的养精之宝。

温补肾阳的材料

肾阳虚、怕冷、阳痿的人可选择一些温补肾阳的材料，如羊肉、韭菜、大虾、泥鳅、海参、姜、鸽肉、鹌鹑肉、板栗、蚕蛹等。适当添加一些助阳的药材，如核桃仁、益智仁、菟丝子、杜仲、补骨脂、肉苁蓉、锁阳、淫羊藿、怀牛膝、阳起石、巴戟天、鹿角霜、冬虫夏草、韭菜子、肉桂等，可起到一定的壮阳作用。

健康充电站 100%

- 麻雀肉是传统助阳品，但因其现在是国家二级保护动物，不建议吃。
- 狗肉也有壮阳温补的作用，但食用狗肉有一定争议，本书不涉及。
- 各种动物鞭类对助阳未必有良效，不建议多吃。
- 内脏类食物含胆固醇较高，血脂偏高者不宜多吃。
- 食用滋补药膳期间，尤其是添加人参等补气药时，不宜食用萝卜、饮浓茶，以免影响补益效果。

补阴填精的材料

肝肾阴虚、五心烦热、早泄或阳亢的人可选择一些滋养肝肾之阴的材料，如猪腰、枸杞子、山药、黑芝麻、桑椹、沙苑子、熟地黄、黄精等。

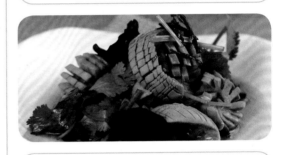

固肾涩精的材料

肾气虚弱、精滑不固、早泄、遗精、尿频、尿失禁等滑泻者可选择一些固肾涩精的材料，如山药、莲子、栗子、芡实、山茱萸、沙苑子、金樱子、五味子、覆盆子等。

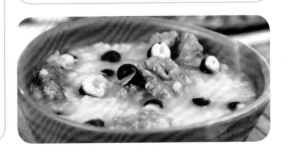

男人保健的常用材料

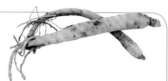

人参

味甘、微苦，性平。归肺、脾、心经。有大补元气、益肾助阳、补脾益肺、安神益智、止渴生津的功效，是补气生血、助精养神、扶正祛邪的良药。适合短气虚喘、肾虚阳痿、倦怠乏力、食少便溏、心悸失眠、健忘、热病伤津者。无虚者不宜服。

西洋参

味甘、微苦，性凉。归肺、心、肾、脾经。有补气养阴、清热生津的功效。适合热病气阴两伤所致神疲乏力、气短息促、自汗热粘、心烦口渴、尿短赤涩、大便干结、失眠心悸、肺热咳喘者。尤宜阴虚内热、不受人参之温补者凉补气血。胃有寒湿者忌用。

山药

味甘，性平。归脾、肺、肾经。有补脾养胃、生津益肺、补肾涩精的功效，是气阴双补的佳品。适合消瘦乏力、食少、便溏、肾虚腰膝酸软、尿频、遗精、早泄、气虚咳喘者。积滞、便秘者不宜。

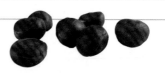

栗子

味甘，性温。归脾、胃、肾经。有厚肠胃、补肾气、壮筋骨的功效。适合脾肾虚弱、气虚乏力、腰脚痿软、筋骨疼痛、泄泻、反胃者。脾胃气滞胀满者不宜。

羊肉

味甘，性温。归脾、肾经。有暖中补虚、益肾气、助元阳、益精血的功效。适合肾虚腰疼、阳痿精衰、形瘦怕冷、病后虚寒者。内热上火者不宜多吃。

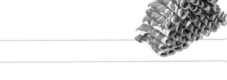

韭菜

也叫起阳草、净肠草。味辛、甘，性温。归肝、胃、肾经。有温中补虚、助阳、通肠的功效。适合阳虚心悸及腰膝冷痛、阳痿、泄精、尿血、便秘者。阴虚内热及疮疡、目疾者不宜多吃。

虾

味甘，性温。归肾经。有补肾壮阳的功效。适合体倦乏力、肾虚阳痿、腰背冷痛、筋骨痿弱者。皮肤过敏、癣疹、疮毒者及阴虚火旺者不宜多吃。

核桃仁

味甘，性温。归肾、肺、大肠经。有补肾温肺、润肠通便的功效。适合肾阳虚衰、腰痛脚弱、尿频、耳鸣、须发早白、老年痴呆、肺虚咳喘、肠燥便秘者。

大枣

味甘，性温。归脾、胃、心经。有健脾益气、养血安神的功效。适合脾胃虚弱、食欲不振、营养不良、吐泻、便溏、消瘦乏力、倦怠疲惫、烦闷失眠者。痰湿、积滞者不宜。

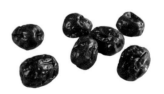

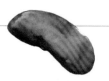

猪腰

味甘、咸，性平。归肾经。有补肾填精、强腰、通膀胱、消积滞、止消渴的功效。适合肾虚腰痛、遗精、盗汗、水肿、耳聋、耳鸣者。肾虚有热者宜食，肾虚有寒者不宜。血脂、胆固醇偏高者不宜。

海参

味甘，性平。归肾、肺经。有补肾益精、壮阳疗痿、养血润燥的功效。适合精血亏损、虚弱劳倦、肾虚阳痿、腰痛梦遗、肠燥便秘、肺虚咳嗽者。

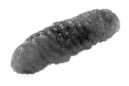

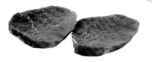

牛肉

味甘，性平。归脾经、胃经。有补脾胃、益气血、强筋骨的功效。适合虚损消瘦、疲惫乏力、气短体虚、筋骨酸软、贫血久病者。

鸭肉

味甘，性凉。归肺、胃、肾经。有大补虚劳、滋阴除热、养胃生津、利小便、消水肿、定惊痫的功效，是凉补气血、清除虚热的滋补佳品。适合虚热上火、疲乏劳倦、食欲不振、体弱乏力、水肿、遗精、盗汗者，是内热体质者的凉补佳品。脾胃虚寒者少吃。

大葱

味辛，性微温。归肺、胃、肝经。有壮阳补阴、发表通阳、解毒发汗、增进食欲、预防癌症、降脂降压的功效。适合性欲低下、食欲不振、高血压、高血脂、风寒感冒、免疫力差者。

大蒜

味辛，性温。归脾、胃、肺经。有行滞气、暖脾胃、消积滞、解毒、杀虫的功效。适合食欲不振、饮食积滞、消化不良、脘腹冷痛、水肿胀满、泄泻、痢疾、痈疽肿毒、白秃癣疮、免疫力低下者。

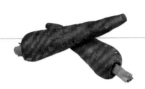

胡萝卜

味甘，性平。归肺、脾、肝经。有健脾和中、消积化滞、清热解毒、壮阳暖下、滋肝明目、养血润燥的功效。适合脾虚食少、消化不良、体虚乏力、眼目昏花、贫血者。

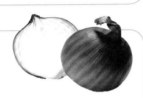

洋葱

味甘、微辛，性温。归肝、脾、胃、肺经。有理气和胃、健脾温中、消积化滞、散寒通阳、提神健体的功效。适合疲倦乏力、精神萎靡、食欲不振、消化不良、肠炎痢疾、骨质疏松、风寒感冒、高血压、高血脂、动脉硬化、糖尿病、癌症、免疫力差者。尤宜男性预防前列腺疾病。热病、目疾、皮肤瘙痒者不宜多吃。

大豆（豆制品）

味甘，性平。归脾、大肠经。有健脾益气、清热解毒、润燥、宽中的功效。适合脾胃虚弱、消化不良、疳积泻痢、体质瘦弱、体倦乏力、骨质疏松者，还可预防前列腺癌、肠癌、心血管疾病。易胀气者不宜多吃。

番茄

味甘、酸，性凉。归肺、胃、肝经。有生津止渴、健胃消食、清热解毒、凉血平肝、补肾利尿的功效。适合内热烦渴、肝病、心血管病、热病发热出血者，还有抗前列腺疾病的作用。

牡蛎（生蚝）

味甘、咸，性凉。归肺、胃、肝经。有益阴潜阳、涩精止汗、强肝解毒、软坚散结、止大小便的功效。适合阴虚阳亢之眩晕耳鸣、自汗、盗汗、遗精、烦躁失眠、惊悸、便溏、尿频、肿瘤者。尤宜虚热、虚劳乏损者，肾虚无火、精寒自出者不宜。

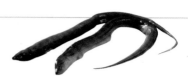

鳝鱼

味甘，性温。归肝、脾、肾经。有补气血、强筋骨、除风湿、治虚损的功效。适合气血不足、体倦乏力、心悸气短、头晕眼花、耳聋、虚劳咳嗽、风湿肢体酸痛、腰脚无力者。

五味子

味酸、甘，性温。归肺、心、肾经。有补肾涩精止遗、涩肠止泻、敛肺止咳的功效。适合肾虚精关不固之遗精、滑精、脾肾虚寒久泻、久咳虚喘、虚烦失眠者，也是养肝佳品。有表邪、实热者不宜。

枸杞子

味甘，性平。归肝、肾经。有滋补肝肾、益精补血、明目抗衰的功效。适合肝肾阴虚、精血不足所致的视力减退、内障目昏、头晕目眩、腰膝酸软、遗精滑泄、耳聋、牙齿松动、须发早白、失眠多梦者，尤宜劳乏内热者。脾胃虚寒腹泻者不宜。

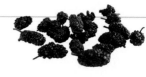

桑椹

味甘、酸，性寒。归肝、肾经。有滋阴补血、益肾固精、生津润燥的功效。适合肝肾阴虚引起的头晕耳鸣、目暗昏花、关节不利、失眠、须发早白、内热烦渴、肠燥便秘者。脾胃虚寒者不宜。

黑芝麻

味甘，性平。归肝、肾、大肠经。有补肝肾、益精血、润肠燥的功效。适合精亏血虚、头晕眼花、须发早白、四肢无力、健忘、早衰、肠燥便秘者。肠滑腹泻者不宜。

冬虫夏草

味甘，性温。归肾、肺经。有补肾益精、兴阳起痿、止咳平喘的功效。适合肾阳不足、精血亏虚引起的阳痿遗精、腰膝酸痛以及久咳虚喘、劳嗽痰血、诸痨虚损者。有表邪者不宜用。

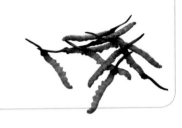

莲子

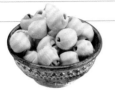

味甘、涩，性平。归脾、肾、心经。有益肾固精、补脾止泻、养心安神的功效。适合肾虚精关不固之遗精、滑精者，以及脾虚泄泻、心悸失眠者。便秘者不宜。

松子仁

味甘，性温。有润肺、滑肠、养肤、健脑、抗衰老的功效。适合肺燥咳嗽、慢性便秘、容颜早衰、健忘、骨质疏松者，也有保护心血管的作用。肥胖者不宜多吃。

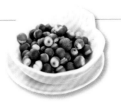

芡实

味甘、涩，性平。归脾、肾经。有益肾固精、健脾止泻的功效。适合肾虚不固之腰膝酸软、遗精滑精及脾虚久泻者。食滞不化、便秘者不宜多吃。

中药调理的误区

无虚乱补

如果没有明显虚弱的症状，最好不要添加中药来滋补，而以日常饮食调养为主。中医认为："补药不宜轻服"，"用药如用兵"。药物一般偏性较大，健康者不要轻易用药。"病去则调养以谷味，未尝病后而峻补之者"。虚弱时适当添加药材食疗，当症状改善以后，即可停止用药，通过日常饮食来慢养。

盲目壮阳

有些男性并无性功能障碍，而盲目服用壮阳酒、壮阳药，只为提高性欲、增加快感。一方面，中药材不对证、过量吃，会对身体有害；另一方面，壮阳药多是辛温燥烈之品，健康人服用会造成性欲亢进，极易耗伤人体阴精，造成肾虚精亏，反而更容易出现痿弱状况。

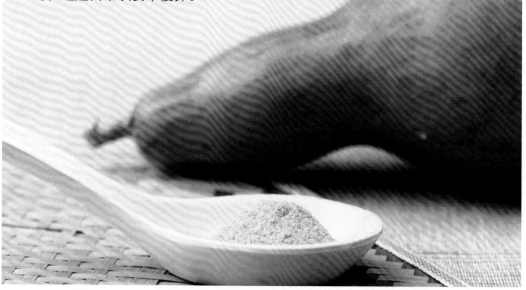

缓解疲劳，别让身体被掏空

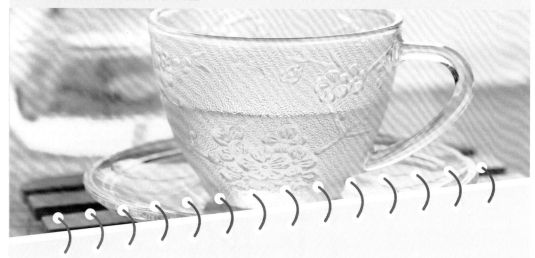

补充体力
不劳倦

　　紧张忙碌的工作是否让你感到身心俱疲，总是打不起精神，回到家里懒得动，唉声叹气，精神萎靡，食欲差，总之一个字——"累"！这些都说明你已经有消耗过大、气血不足的现象，赶快给自己加加油、充充电吧，旺盛精力是吃出来的！

番茄牛肉

材料

牛肉250克，番茄200克，豌豆苗少许，葱段、姜片各适量。

调料

料酒、盐、胡椒粉适量。

做法

1 将牛肉切块，焯水；番茄洗净，切块。

2 锅中倒入油，烧热，下葱段、姜片煸香，放入牛肉，烹料酒，加水烧开，改小火煮1小时。

3 拣去葱、姜，放入番茄、盐、胡椒粉，大火收汁，放入豌豆苗炒匀即可。

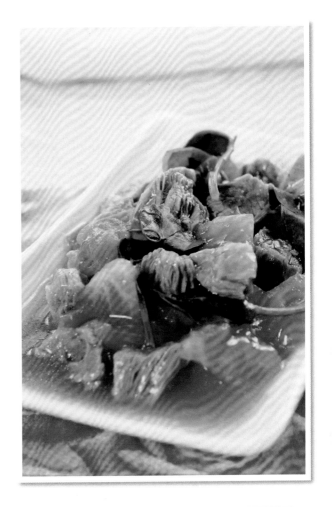

健康充电站　　　100%

○ 牛肉是补益气血的理想食物，可健脾胃，强筋骨，长肌肉，令人强壮有力，尤宜体形瘦弱、疲惫乏力、腰腿酸软、贫血苍白者。

○ 番茄对维护男性前列腺健康有特殊作用，并能保护心血管，搭配牛肉同食，补虚强身、防病抗病的作用更强。

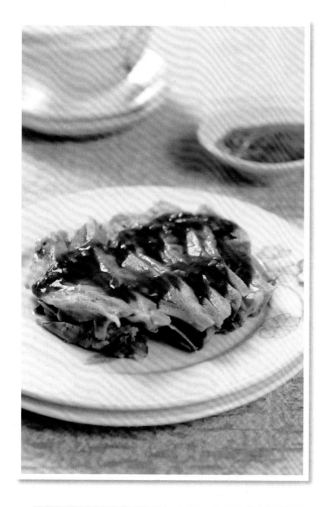

酱香鸭子

材料

鸭子半只，葱段、姜片、蒜蓉各适量。

调料

甜面酱25克，生抽、盐各适量。

做法

1 将鸭子收拾干净，入沸水中焯烫后捞出。

2 鸭子放入汤锅中，加适量水，投入姜片、葱段，以小火煮2小时。

3 原汤浸泡至冷，捞出鸭子，剁成长条块，整齐地摆在盘中。

4 蒜蓉放入小碗，加入所有调料，调匀成酱汁，淋在鸭肉上即成。

健康充电站   100%

- 鸭肉是凉补气血、清除虚热的滋补佳品。适合虚热上火、疲乏劳倦、食欲不振、体弱乏力、水肿、遗精、盗汗者，尤其适合阴虚内热体质者补益。

- 日常劳累的青壮年男性及虚热口渴的糖尿病患者，均宜常食鸭肉补益。

- 脾胃虚寒者不宜多吃。

杞韭烧大虾

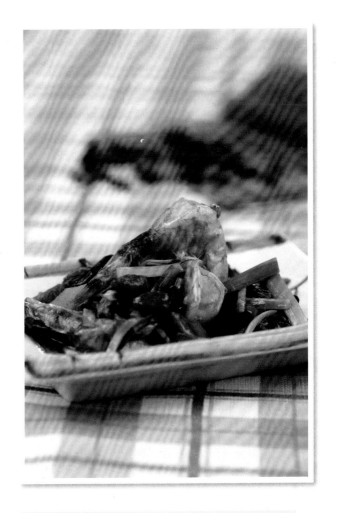

材料

枸杞子15克，大虾150克，韭菜150克。

调料

姜片、料酒、盐各适量。

做法

1 将大虾挑去虾线，洗净；韭菜择洗干净，切段；枸杞子用水泡软。

2 炒锅中倒入油，烧热，下姜片炒香，放入大虾，炒至变色，烹入料酒，将枸杞子连同泡水一起倒入，烧5分钟，将汁收干，放入韭菜段快速翻炒，加盐调味即成。

健康充电站   100%

⚙ 韭菜、大虾都是补肾阳的食材，搭配补肾阴的枸杞子，可以起到补肾壮阳、益精养血的作用。适合肾虚精亏所致的阳痿、遗精、早泄、腰膝酸软、手足不温者。

⚙ 此菜也适合工作劳倦、神疲乏力、腰腿酸痛的男性日常调养。

⚙ 韭菜、大虾均为发物，有一定的壮阳作用，阳亢、阴虚内热及有疮疡、目疾者不宜多吃。

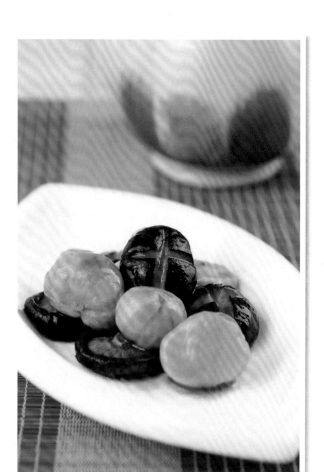

香菇烧栗子

材料

干香菇30克，栗子250克，葱段、姜片各适量。

调料

红烧汁15克，白糖、淀粉、盐各适量。

做法

1 把栗子去皮，洗净备用。

2 将干香菇洗净，泡水涨发，挤干水分，切十字刀，泡香菇的水保留备用。

3 炒锅上火，倒入油烧热，下入葱段、姜片爆香，倒入红烧汁，随即倒入香菇水，放入香菇、栗子、白糖，改小火焖煮30分钟，放盐调味，大火收汁，勾芡即可。

健康充电站　　　　　　100%

- ✿ 栗子是健脾益肾的佳品，可厚肠胃、益气力、强筋骨，缓解气虚乏力、腹泻、反胃、腰膝酸软、筋骨疼痛等症状。

- ✿ 栗子搭配健脾胃、抗氧化、提高免疫力的香菇，保健效果更强，老少皆宜。

- ✿ 栗子淀粉含量偏高，糖尿病患者要控制食用量。气滞胀满、便秘者也不宜多吃。

- ✿ 香菇是高嘌呤食物，痛风患者少吃。

人参鸡汤

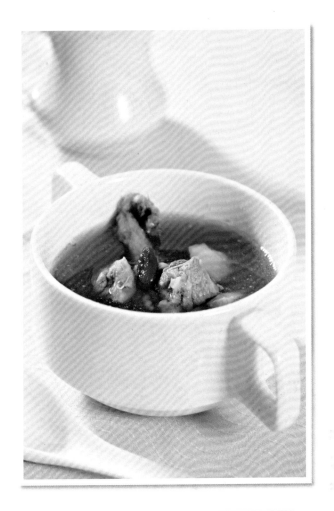

材料

鸡肉250克，人参10克，枸杞子少许，姜片、葱段各适量。

调料

料酒、盐各适量。

做法

1 将鸡肉洗净，切大块，入沸水锅焯烫后捞出。

2 砂锅内放入鸡块和适量水，大火烧开，撇去浮沫。

3 放入人参、葱段、姜片、料酒，改小火煮2小时。

4 放入枸杞子和盐，续煮10分钟即可。

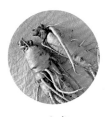

人参

健康充电站 100%

✿ 人参可补元气、助肾阳、补脾肺、生津液、安神志，最补气虚，适合劳倦乏力、神疲不振、气短虚喘、肾虚阳痿、食少便溏、心悸失眠者补益。

✿ 人参搭配温补气血的鸡肉、益精养血的枸杞子，可加强气血双补的效果，尤宜精力不济、劳倦体虚、气血不足、年老体弱者。

✿ 内热上火、阳亢、实热无虚者不宜。

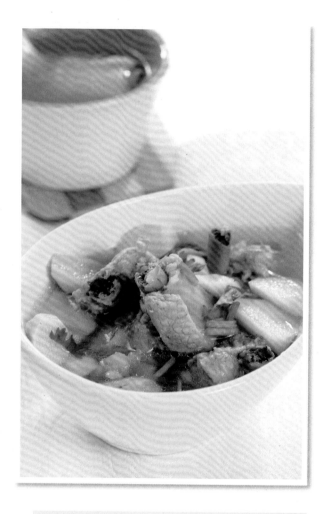

山药排骨汤

材料
鲜山药100克，排骨200克，香菜段适量。

调料
料酒、姜片各15克，盐适量。

做法

1 将排骨洗净，剁成块，入沸水锅焯烫后捞出；山药去皮，切大块。

2 锅中放入排骨和适量水烧开，放入姜片、料酒，小火煮1小时。

3 放入山药、盐，续煮20分钟，盛入汤碗，撒上香菜段即可。

健康充电站 100%

✿ 山药补气健脾、养阴益肺、补肾固精。排骨补钙壮骨，益精补血，令人强健。

✿ 此汤可滋养五脏，补益气血，适合气血不足、劳倦乏力、体虚瘦弱、腰酸腿软、气虚咳喘、脾胃不健、便溏腹泻、肾精不固、尿频者，老少补益皆宜。

✿ 山药有固摄作用，大便燥结者不宜多吃。

葱油鸡丝面

材料

挂面100克，熟鸡胸肉70克，葱花、清鸡汤各适量。

调料

盐、鸡精各适量。

做法

1 清鸡汤加热，倒入汤碗，加盐、鸡精调味。

2 取汤锅加适量水煮沸，投入挂面煮熟，捞出挂面，盛入调好鸡汤的汤碗中。

3 将熟鸡胸肉手撕成丝，撒在面条上。

4 锅中倒油烧热，下葱花爆香，浇在面上即成。

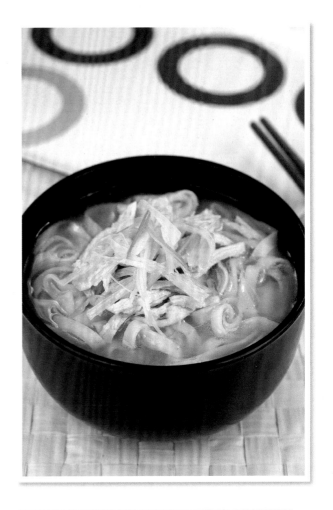

健康充电站　　　100%

⚙ 鸡肉可健脾胃，养气血，补肾益精，是温和滋补的好材料。做成鸡丝汤面，其营养更容易消化吸收。

⚙ 日常劳倦乏力时多食用此面，可起到缓解疲劳、恢复精力、增强免疫力的作用，尤宜食少便溏、贫血消瘦、失眠、性功能下降者。

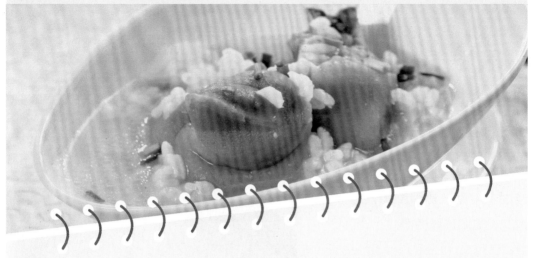

壮骨强筋长肌肉

　　男人如山，就要强壮有力、肌肉结实、筋骨坚韧，这不仅是外表的吸引力和安全感，更是内在身体健康、体力充沛、精力旺盛的外在表现。多吃富含蛋白质、钙、铁的食物，对骨骼、肌肉的生长非常有益。青少年多吃可促进发育成长，中老年多吃可预防骨质疏松、延缓衰老。

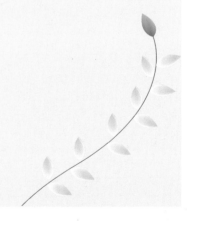

糖桂奶豆腐

材料

牛奶200毫升，琼脂适量。

调料

糖桂花适量。

做法

1 牛奶和琼脂放入奶锅，上火加热，边加热边搅拌，直到琼脂充分融化后，关火晾温。

2 将常温的奶糊倒入成型容器内，放入冰箱冷藏2小时，直至凝固成胶冻状的奶豆腐。

3 食用时，脱去模具，把奶豆腐切丁，放入碗中，淋上糖桂花即成。

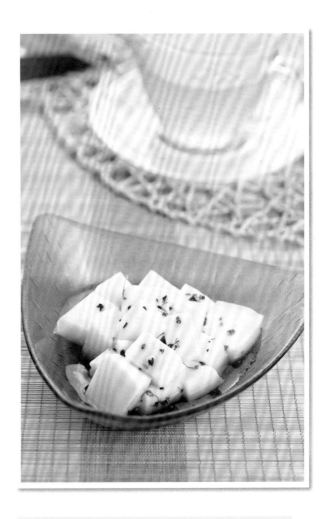

健康充电站　　　　100% 🔋

✿ 牛奶富含乳蛋白，是优质蛋白质的来源，且含钙量极高，是补钙壮骨的重要食材。

✿ "每天一袋奶"，是青少年健康成长的关键，有利于促进骨骼、牙齿的生长发育，让身体更强壮。

✿ 有不少人不喜欢牛奶的味道，做成奶豆腐来食用，口味也更容易接受。

✿ 喝牛奶容易腹胀者可以换成酸奶。

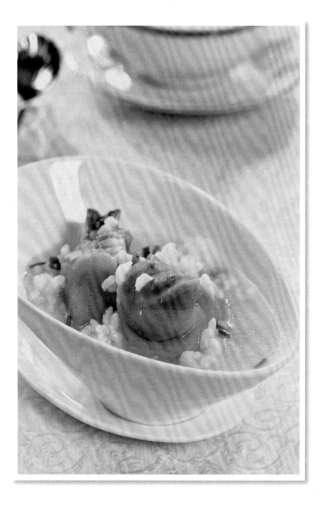

猪蹄粥

材料

猪蹄100克，粳米100克，姜片15克，香葱末少许。

调料

料酒15克，盐、鸡精各适量。

做法

1 粳米淘洗净；猪蹄剁小块，洗净，入沸水锅焯烫后捞出。

2 煮锅中放入猪蹄，加适量水烧开，放料酒、姜片，小火煮1小时。

3 倒入粳米，续煮30分钟，再加盐、鸡精调味，盛入碗中，撒上香葱末即可。

健康充电站 　　　　100%

- ✿ 猪蹄富含动物胶原蛋白，有强肾壮腰、强筋健骨、滋阴养血、抗老防衰的功效。

- ✿ 此粥适合气血不足、四肢乏力、腰膝酸软、贫血萎黄、瘦弱干枯、早衰者调养。

- ✿ 如有骨伤、皮外伤、手术后体虚者，多吃猪蹄可促进康复。

- ✿ 猪蹄较肥腻，高血脂、肥胖者不宜多吃。

洋葱牛肉丝

材料

牛里脊、洋葱各200克，红椒
30克。

调料

酱油、料酒、淀粉各10克，盐2
克，胡椒粉适量。

做法

1 将洋葱切丝，红椒切片。

2 牛里脊洗净，切条，用料酒、
  酱油、淀粉上浆，下入温油锅
  中滑熟。

3 锅中倒油烧热，下洋葱丝炒
  香，放入牛肉丝、红椒片，加
  盐、胡椒粉调味，拌炒均匀即
  可出锅。

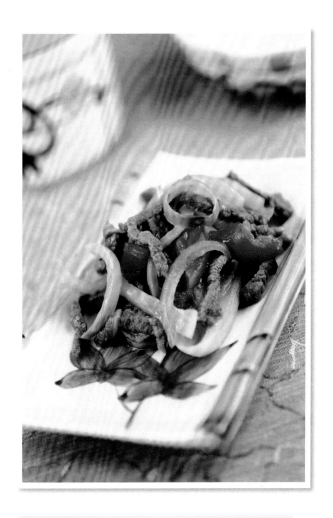

健康充电站 100%

✿ 牛肉补中益气，强健筋骨，有益于补血、修
  复人体各组织、缓解肌肉疲劳、补钙壮骨。

✿ 洋葱可助阳气，消积滞，软化血管，对预防
  男性前列腺疾病也有好处。

✿ 此菜适合筋骨不健、肌肉酸胀疼痛、骨质疏
  松者食用，体力消耗大的青少年及腰腿日渐
  乏力的中老年人均宜常吃。

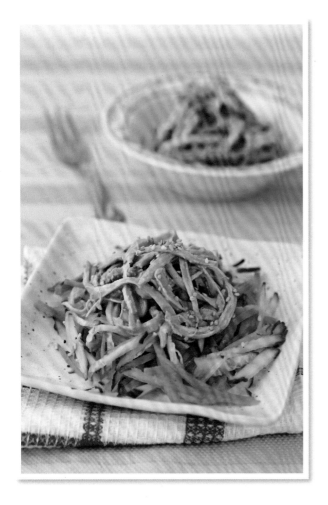

麻酱手撕鸡

材料

鸡胸肉200克，黄瓜、胡萝卜各100克，姜片10克，熟芝麻少许。

调料

芝麻酱30克，料酒15克，白糖、盐、鸡精各适量。

做法

1 将黄瓜、胡萝卜分别洗净，切成丝。

2 鸡胸肉洗净，放入煮锅，加适量水煮沸，撇去浮沫，放入料酒、姜片，小火煮30分钟，捞出，晾凉后用手撕成鸡丝。

3 芝麻酱倒入料碗，加入白糖、盐和鸡精，用水调成麻酱汁。

4 把鸡丝、黄瓜丝、胡萝卜丝放入碗中，倒入麻酱汁，搅拌均匀，撒上芝麻即成。

健康充电站 100%

- 芝麻酱是以芝麻为原料制成的调味品，也是含钙量非常高的日常食材，补钙壮骨的效果很好。

- 温养气血的鸡肉、胡萝卜，配上芝麻酱，可增强补益作用。青少年食用可促进骨骼、牙齿的生长，中老年食用可改善腰腿酸软的状况，瘦弱者食用可增长肌肉。

南豆腐蛋羹

材 料
鸡蛋1个，南豆腐50克，香葱末少许。

调 料
盐适量。

做 法

1 将鸡蛋打入蒸碗中，加入温水和盐，搅打均匀，放入切成丁的南豆腐。

2 蒸锅上火，烧沸，放入蒸碗，大火蒸10分钟，加入盐拌匀后取出，撒上香葱末即可。

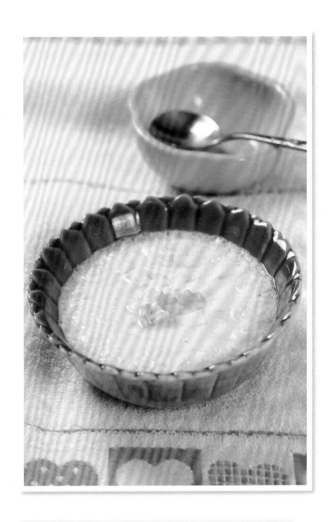

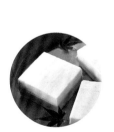

南豆腐

健康充电站　　　　100%

☼ 豆腐可健脾胃、养气血，所含的优质蛋白质和钙质是植物类食物中相当高的，有"素肉"之称。

☼ 豆腐搭配滋阴养血、润燥补虚的鸡蛋，可生肌养血、强化骨骼、增强体质。适合气血不足、营养不良、形体瘦弱、阴虚内热、早衰、骨质疏松者。

☼ 痛风者不宜多吃豆腐。

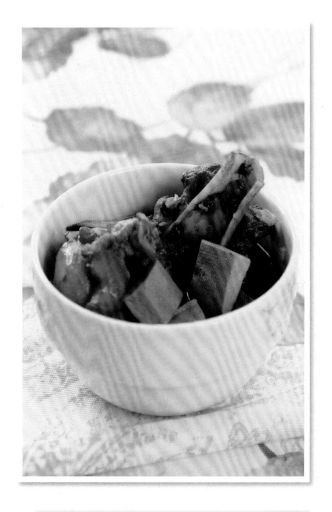

棒骨豆干汤

材料
牛棒骨200克，豆腐干50克，姜片适量。

调料
料酒、酱油各15克，盐适量。

做法

1 将豆腐干切块；牛棒骨剁开，入沸水锅焯烫后捞出。

2 煮锅中加适量水烧开，放入牛棒骨、姜片和料酒，改小火煮1小时。

3 放入豆腐干块，倒入酱油，继续煮15分钟，最后加盐调味即可。

健康充电站　　　100%

✿ 牛棒骨能壮腰膝，益力气，补虚弱，强筋骨，补充骨胶原及钙质，增强造血能力。

✿ 牛棒骨搭配益气血、高蛋白、高钙的豆腐干，有健脾胃、长肌肉、壮骨骼的作用。青少年食用能长得更高、更壮，中老年人食用可使腰腿有力、肌肤润泽不老。

✿ 此汤较油腻，脾胃消化功能不佳及高血脂、肥胖者均不宜多食。

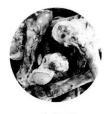

牛棒骨

红烧龙骨汤

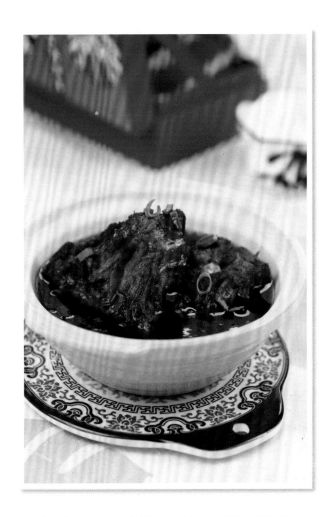

材料

羊脊骨500克，蒜苗末、姜片、葱段各适量。

调料

酱油、料酒各15克，盐适量。

做法

1. 将羊脊骨剁大块，放入冷水锅中，煮沸焯烫，捞出洗净。
2. 砂锅中放入羊脊骨和适量水，大火烧开，放入姜片、葱段和调料，改小火煮2小时。
3. 拣出葱段、姜片，撒上蒜苗末即可。

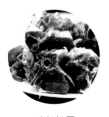

羊脊骨

健康充电站 　　　100%

- 此方源自《本草纲目》。常食此汤可补肾虚、暖肾阳、填精髓、健筋骨，常用于肾虚腰痛、膝腿无力、筋骨挛痛、骨质疏松等症。
- 男性肾虚阳痿、性功能下降、精神不振、疲倦乏力者也宜食用，冬季进补尤佳。
- 羊脊髓胆固醇含量高，高血脂者不宜多吃。
- 暑热天、热性病症者、阴虚内热、阳亢者均不宜多吃此菜。

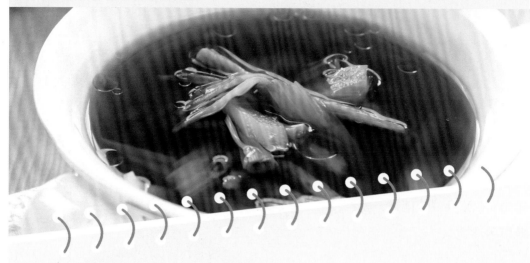

安神助眠
睡好觉

　　男人的社会责任更大，一旦在工作、生活中遇到各种困难，如事业不顺、前途不明、情感不遂等，男人会更焦虑，造成心神不安、烦躁失眠。饮食调养有助于安养心神，排解不良情绪，促进睡眠，对改善心烦失眠有一定的辅助效果。

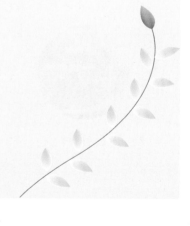

红枣百合饮

材料

大枣20克，百合10克。

调料

白糖适量。

做法

1 大枣掰破，去核；百合洗净，择成瓣。

2 大枣与百合一同入锅，加适量水和白糖，煎至软烂，晾凉。

3 大枣、百合连同汤汁一起倒入打汁机，搅打成汁即成。

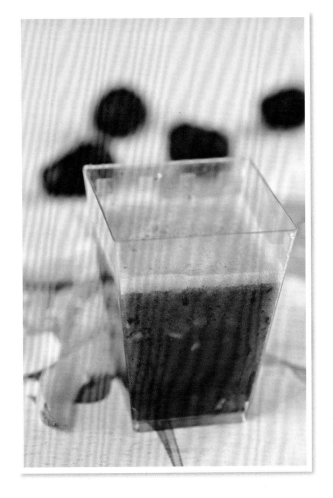

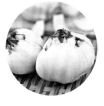

百合

健康充电站　　　　　100%

✿ 大枣健脾胃，养气血，安心神。百合清心火，润肺燥，定神志。

✿ 此饮能补血养阴，宁心安神，适合长期情志不调、心神不宁、心悸失眠、精神萎靡、食欲不振者饮用。

✿ 有湿痰、积滞、气胀者不宜多饮。

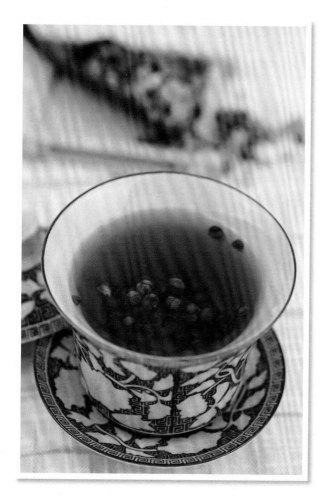

合欢茶

材料
合欢花6克。

调料
冰糖适量。

做法
将合欢花和冰糖一起放入盖碗中，冲入沸水，加盖闷泡15分钟后即可代茶频饮。

健康充电站　　100%

- ✿ 合欢花是常用的解郁安神药，可疏肝理气、清心明目，常用于心神不安、情绪忧郁、虚烦不安、失眠多梦、记忆力减退等症。
- ✿ 常饮此茶能使人身心愉快、头脑清晰，适合神经衰弱、心情烦闷、胸闷气痛、失眠多梦、健忘者饮用。
- ✿ 阴虚津伤者不宜多饮。

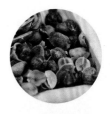

合欢花

枣仁粥

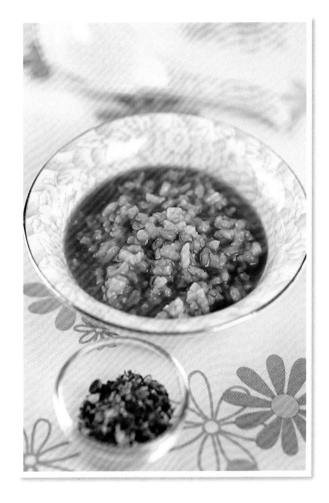

材 料
炒酸枣仁15克，粳米100克。

调 料
白糖适量。

做 法
1 将炒酸枣仁捣碎，放入砂锅，加水煎煮，滤渣留汤。
2 倒入淘洗好的粳米，补足水分，煮至粥成。
3 吃时调入白糖，搅匀即可。

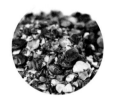

炒酸枣仁

健康充电站   100%

⚙ 此方出自《饮膳正要》，是养心安神的食疗良方，可替代安眠镇静药长期服用。

⚙ 酸枣仁养心益肝、安神、敛汗，适合虚烦不眠、惊悸多梦、体虚多汗、顽固性失眠者常食。

⚙ 酸枣仁要用炒制后的，且必须捣碎再煎，对安神助眠更为有效。

⚙ 凡有实邪郁火及有滑泄症者慎服。

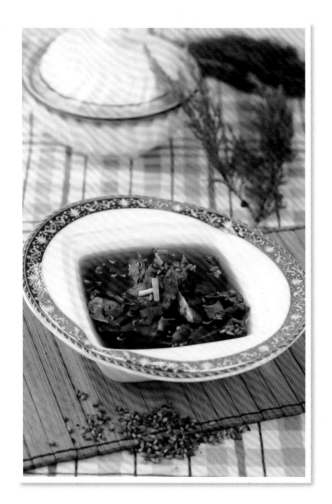

柏子猪心汤

材料

柏子仁12克，猪心100克，高汤100毫升，香菜末少许。

调料

酱油10克，盐适量。

做法

1 将猪心洗净，切成片，入沸水锅焯烫后捞出，放入蒸碗。

2 加入柏子仁，倒入高汤、酱油，撒少许盐，大火蒸40分钟。

3 取出蒸碗，撒上香菜末即成。

健康充电站　　100% 🔋

⚙ 猪心可补益心虚血亏，柏子仁可养心安神，搭配食用，可增强补阴血、安心神的作用，尤其对阴虚血亏、心脾两虚引起的失眠多梦、夜卧不宁、心悸有较好疗效。

⚙ 痰多、大便溏泻者不宜多吃柏子仁。

⚙ 血脂或胆固醇偏高者不宜多吃猪心。

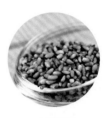

柏子仁

金针芹菜汤

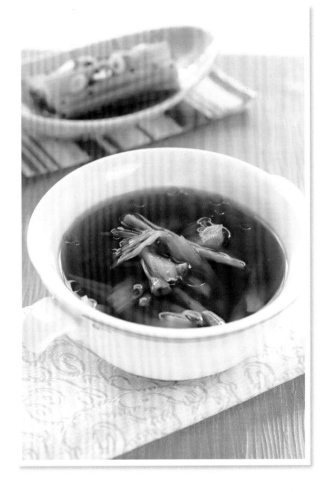

材料

金针菜20克，芹菜100克。

调料

酱油、盐、香油各适量。

做法

1 金针菜用水泡软，洗净，切段；芹菜择洗干净，斜刀切成大片。

2 煮锅中加水烧开，放入金针菜、芹菜煮5分钟，加酱油、盐调味，淋香油即成。

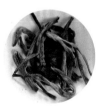

金针菜

健康充电站 100%

✿ 金针菜也叫黄花菜、萱草、忘忧草，有宽胸解郁、安神的作用。芹菜能清肝热、安神助眠、降压除烦。

✿ 此汤有助于安定情绪，消除烦躁，让人忘记忧愁，适合烦热不安、头痛头晕、忧郁失眠、食欲不佳、疲倦无力者。

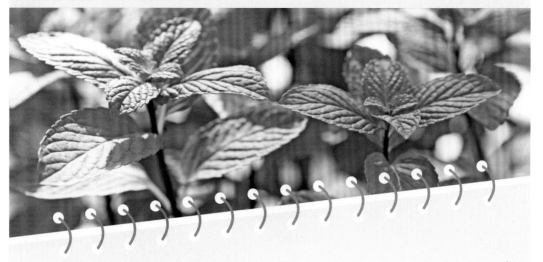

提神健脑好精神

在紧张忙碌的工作中，你是不是常感到头晕脑涨、头痛、烦躁、精神萎靡不振、注意力不集中、记忆力下降、创造力匮乏，脑子好像转不动了！这是身心疲劳的外在反应，在补益气血的同时，吃些提振精神、健脑益智的食物，可有效缓解精神疲劳，让你思维清晰敏捷。

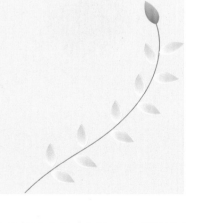

薄荷茶

材料
新鲜薄荷叶10克。

做法
将薄荷洗净，放入茶壶中，以沸水冲泡，加盖闷5分钟后倒出，代茶饮用。

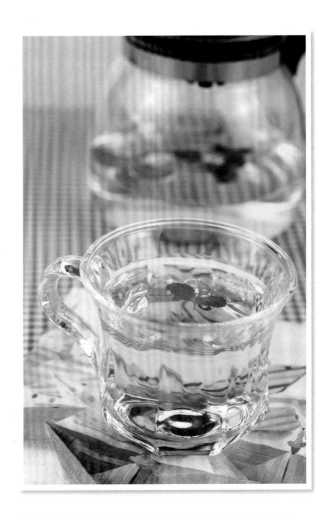

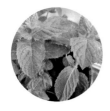

薄荷是常见又好养的植物，也适合家庭盆栽。家里养上一盆薄荷，随时摘取新鲜的薄荷叶是方便省事的方法。没有鲜品时，也可选择干薄荷叶。

健康充电站　　　　　100%

⚙ 薄荷有疏散风热、清利头目、疏肝行气的功效，有助于宣散郁闷烦躁，缓解头痛，令人头脑清爽、精神愉悦。

⚙ 此茶宜在闷热潮湿的夏季饮用，尤其适合有暑热或风热感冒头痛、紧张头痛、烦闷不畅、目赤咽肿、精神萎靡、食欲不振者。

⚙ 薄荷比较耗气、发汗，因此，气虚、出汗过多者不宜多饮。

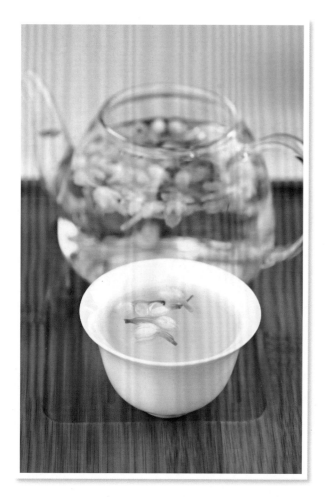

茉莉花茶

材料
茉莉花5克。

做法
将茉莉花放入茶壶中，冲入沸水，浸泡5~10分钟后即可代茶饮用。

健康充电站　　　　　100%

- ✿ 茉莉花有理气开郁、和中辟秽的功效，适合情绪烦闷、心胸郁闷不畅、紧张头痛、精神不振、困乏昏沉、精神压力大者。
- ✿ 此茶芳香怡人，能舒畅心胸，愉悦神志，清醒头脑，是传统的解郁茶。
- ✿ 此茶偏温，体热者不宜多饮，或与绿茶搭配饮用。

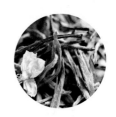

市售的茉莉花茶多由茉莉花和绿茶配制而成，绿茶有清热醒脑的作用，是夏季头脑昏沉者及体热头昏者不错的选择。

巧克力咖啡

材料

巧克力粉15克，速溶纯咖啡1袋。

调料

白糖适量。

做法

将速溶纯咖啡和巧克力粉倒入杯中，放适量白糖，冲入沸水，搅匀即可。

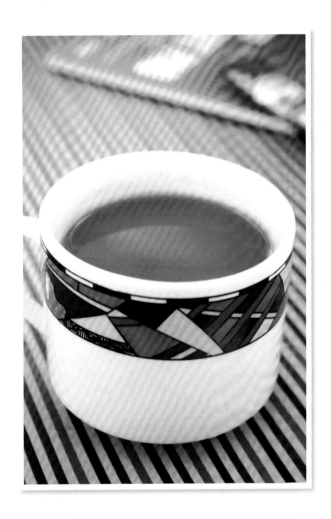

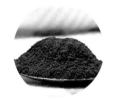

巧克力粉

健康充电站 100%

- ⚙ 巧克力可补充体力、提振精神，令人兴奋、愉悦、缓解疼痛，使身体抵抗力及持久抗疲劳能力增强。
- ⚙ 巧克力配合提神醒脑、活血通络的咖啡，可让人头脑清醒，缓解因紧张、疲劳或风寒引起的头痛昏沉、肌肉酸痛，提高大脑兴奋性，保持旺盛精力和体能。
- ⚙ 咖啡一天不要超过3杯，切勿成瘾。

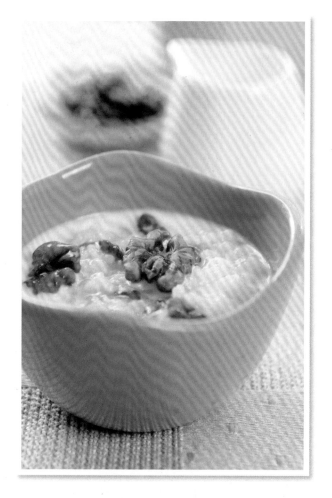

核桃牛奶粥

材料

核桃仁20克，粳米100克，牛奶150毫升。

调料

白糖适量。

做法

1 将粳米淘洗干净，与核桃仁一起放入锅中，加适量水，煮至粥稠。

2 倒入牛奶，加白糖，再次煮沸即成。

健康充电站　　　100%

- 核桃仁可延缓衰老，健脑益智，预防智力衰退、健忘。牛奶可补充体力，缓解疲劳。
- 此粥可提振气血、增强脑力，尤其适合日常用脑、用眼过度者，对延缓老年人脑萎缩、老年痴呆也有帮助。
- 须发早白、容颜早衰、筋骨不健、肠燥便秘、气虚咳喘者也宜多吃。
- 肥胖、便溏、腹泻者不宜多吃。

芥末粉皮卷

材料

凉皮1张，黄瓜200克，蒜蓉少许。

调料

芥末酱15克，生抽、红油、盐各适量。

做法

1 黄瓜洗净，切成细丝。

2 凉皮平铺在案板上，放上黄瓜丝，然后卷成圆筒状，斜刀切成段，码放在盘中。

3 将所有调料放入小碗，加入蒜蓉，调匀成料汁，淋在凉皮卷上即成。

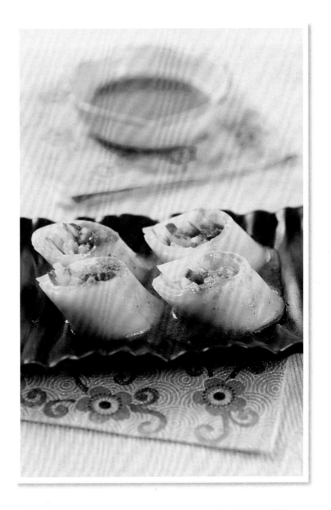

健康充电站 100%

🔅 粉皮卷可清热毒、健脾胃，是夏季常见的主食。芥末酱是此菜的点睛之笔，其辛辣芳香，走窜口鼻，刺激味觉和嗅觉，有提振食欲和精神的作用。

🔅 此菜适合精神萎靡、食欲不振、头脑昏沉、热结便秘者食用，夏季暑湿沉闷时尤宜。

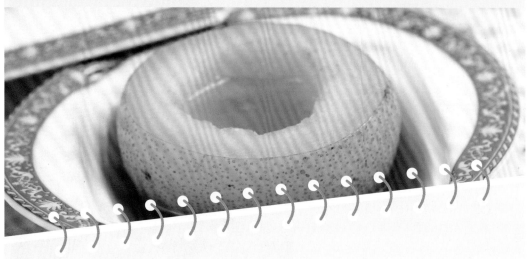

清咽润肺
增免疫

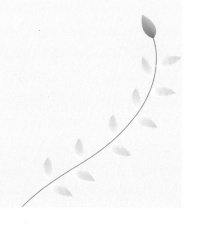

　　慢性疲劳会造成免疫力下降，正气变得虚弱，防御外邪的能力降低，外界的风、寒、暑、湿、燥、火等邪气，以及各类传染性细菌、病毒就有了可乘之机，染病的机会就会比他人高。尤其是在感冒、肺炎等呼吸道传染病流行季节，清利咽喉、生津润肺有利于提高免疫力，预防感冒。

枇杷百合饮

材料

鲜百合20克，枇杷果100克，鲜藕50克。

调料

白糖适量。

做法

1 将枇杷果去皮、核，取果肉切成丁。百合、鲜藕分别洗净，切丁。

2 把处理好的各材料都放入打汁机中，加适量水，搅打成汁。

3 果汁倒入杯中，调入白糖即可饮用。

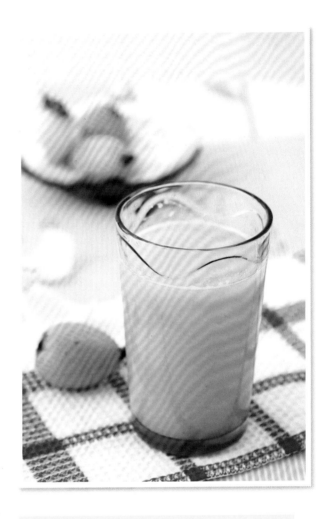

健康充电站　　　100%

- 百合清肺热、润肺燥、止咳祛痰，鲜藕清热生津，枇杷可清热化痰、润肺止咳。

- 此饮清咽润肺，适合风热及肺热、肺燥咳嗽、久咳不愈、声音嘶哑者，也可防治热性感冒及呼吸道疾病。

- 百合较为寒凉，脾胃虚寒及风寒咳嗽、痰多色白者不宜多饮。

- 没有枇杷鲜果时，也可以用枇杷罐头代替。

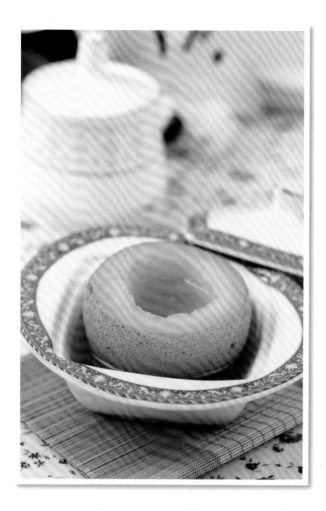

冰糖炖梨

材料

鸭梨1个。

调料

冰糖适量。

做法

1 将鸭梨清洗干净，从上部1/3处横刀切开。

2 挖去梨核，使梨呈内空的小碗形，放入蒸碗。

3 把一部分冰糖放入梨中，再将梨上部盖好，用竹签固定。

4 碗中加入冰糖和少许水，隔水蒸约40分钟即可。

健康充电站　　100%

✿ 这是一道传统的养肺防疫食疗方。可养阴生津，润燥止咳，清利咽喉。适用于燥热咳嗽、风热感冒、咽干肿痛、失音者，有慢阻肺、老慢支、肺结核等慢性肺病患者也宜常食。

✿ 在污染环境下及呼吸道疾病流行时，多吃冰糖炖梨，可起到清肺利咽、抗病防疫的作用。

✿ 梨经煮熟后可缓解部分寒性，体质虚寒者及老年人尤宜煮食，以免生冷寒凉加重病情。

蓝莓山药

材料

鲜山药250克。

调料

蓝莓酱适量。

做法

1 将山药洗净，上蒸锅，大火蒸
15分钟，取出，晾凉。

2 将蒸熟的山药去皮，切小段，
码盘，淋上蓝莓酱即可。

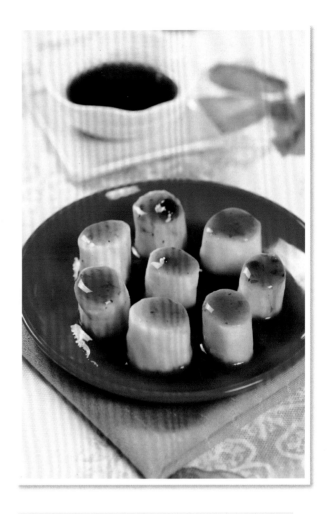

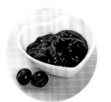

蓝莓酱

健康充电站 100%

✿ 山药既能补肺气，又能滋肺阴，可扶正气，
补体虚，提高人体免疫力，体弱多病、肺虚
咳喘、疲劳倦乏者尤宜。

✿ 蓝莓也有抗氧化、增强免疫力的作用，与山
药同食，可扶正补虚、益气强身。在空气质
量不佳、雾霾天里，多吃此菜有利于清肺保
健，预防呼吸道疾病。

✿ 中满积滞、大便燥结者不宜多吃山药。

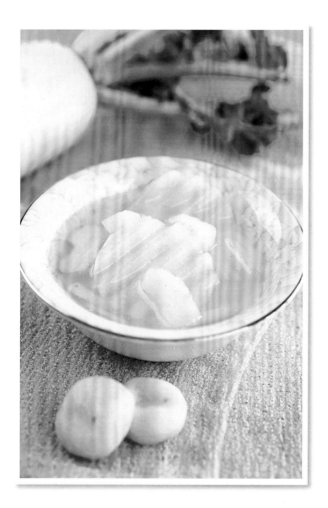

荸荠萝卜汤

材料

荸荠、白萝卜各100克。

调料

冰糖适量。

做法

1 白萝卜去皮，洗净，切片；荸荠去皮，洗净，切片。

2 煮锅中放入荸荠片、白萝卜片，加适量水烧开，撇去浮沫，改小火煮15分钟。

3 最后放入冰糖，煮至融化即可。

健康充电站 100%

⚙ 荸荠清热泻火，凉血生津，化痰消积。白萝卜理气宽肠，消积化滞，止咳祛痰。

⚙ 此汤可清肺热，润肺燥，提高抗感染能力，适合咽干肿痛、燥热咳嗽、风热感冒者。在雾霾天或空气污染时多喝一些，可以起到清肺作用，并能预防呼吸道感染及扁桃体炎。

⚙ 此汤性寒凉，虚寒腹泻、便溏者不宜。

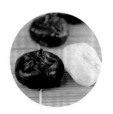

荸荠

补肾益精，滋阴壮阳雄风在

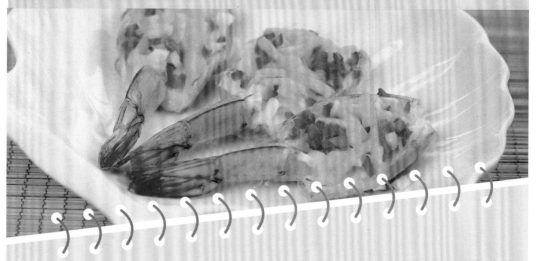

补肾气，
助阳起痿不腰痛

　　男人肾虚往往在性能力方面有所反应。尤其是肾阳虚者，一般会出现性欲减退、阳痿、早泄等性功能障碍，以及腰部酸痛、腿软无力、尿频等症状。这类人群重点要补肾气、助肾阳。可多吃一些温肾兴阳的食物，如羊肉、虾、鳝鱼、海参、鹌鹑、鸽肉、韭菜、栗子、核桃仁、香椿、大葱、胡萝卜等。

海参捞饭

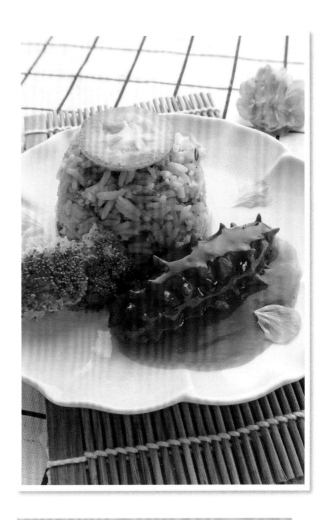

材料

水发海参 1 个，西蓝花 100 克，葱段、姜片各 20 克，米饭适量。

调料

料酒10克，酱油、蚝油、淀粉各适量。

做法

1 西蓝花择成小朵，洗净，焯水断生后和米饭一起装盘。

2 锅中倒入油烧热，下葱段、姜片，炒出香味，倒入酱油和适量水烧开，放入海参、料酒，小火煮20分钟。

3 拣出葱段、姜片，放入蚝油，大火收汁，加淀粉勾芡后装盘即成。

健康充电站　　　　　　100%

✿ 海参自古就是名贵的滋补品，有补肾益精、壮阳疗痿、养血润燥的功效。

✿ 常食海参捞饭，可缓解体虚劳倦，让人精力充足，性功能旺盛。尤宜肾虚体弱、腰痛、阳痿、梦遗、疲惫乏力的男性食用。

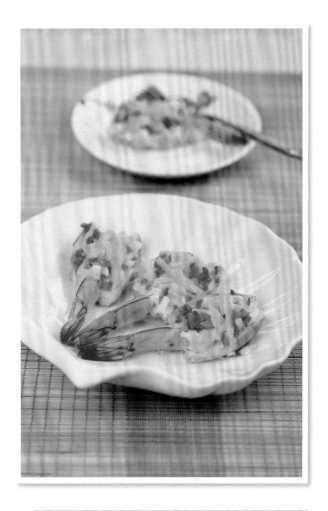

焗大虾

材料
大虾150克，胡萝卜、洋葱各50克，葱花、姜丝各适量。

调料
料酒、奶酪丝、盐各适量。

做法

1 胡萝卜、洋葱分别切成碎粒。

2 大虾去头、足，从背部切开，剔除虾线，洗净，用盐、葱花、姜丝和料酒抓匀，腌浸20分钟。

3 腌好的大虾平放烤盘上，刷一层油，均匀地撒上胡萝卜粒、洋葱粒和奶酪丝，放入预热的烤箱，设定温度210℃，双面烤制10分钟即成。

健康充电站   100%

- 虾有补肾壮阳的功效。适合体倦乏力、肾虚阳痿、腰背冷痛、筋骨痿弱者。

- 胡萝卜、洋葱也都有一定的健脾、助阳功效，与虾同食，可益气补虚，暖身通阳。尤宜肾阳虚弱而致性欲下降、阳痿不举、腰痛乏力、虚寒肢冷者多吃。

- 虾、洋葱均为发物，有热病、皮肤瘙痒、易过敏者慎食。

炸香椿鱼

材料

香椿芽200克，面粉100克，鸡蛋2个。

调料

盐、鸡精、胡椒粉各适量。

做法

1 将香椿芽择洗干净，保持完整，用开水焯烫一下。

2 将鸡蛋打入盆中，加入面粉、胡椒粉、盐、鸡精和适量水，朝一个方向搅打成糊状。

3 锅中倒入油，烧至七成热，把香椿芽挂匀鸡蛋面糊，一个一个地下入油锅，炸至金黄色即可。

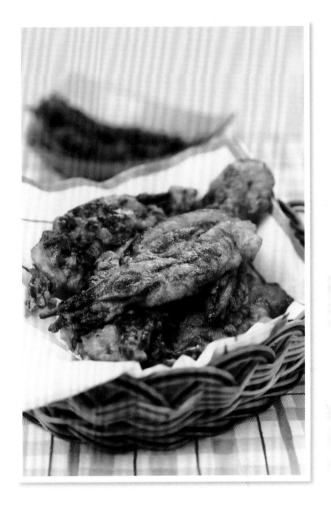

健康充电站 100%

✿ 香椿有补虚壮阳、补肾固精、行气健胃等作用。适合肾虚腰痛、阳痿遗精、腰膝冷痛者食用。其中含维生素E和性激素物质，对不孕不育症有一定疗效，故有"助孕素"之称。

✿ 每年春季谷雨前后的香椿食用最佳。

✿ 香椿为发物，有宿疾者慎食。

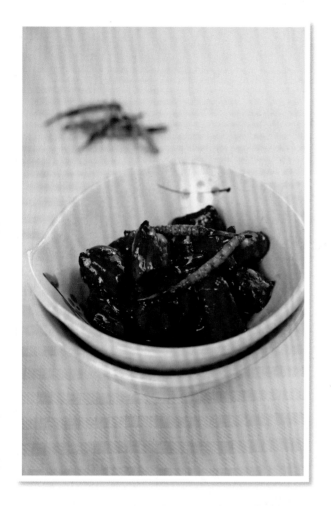

虫草炖肉

材料

瘦猪肉250克，冬虫夏草5克，葱段、姜片各适量。

调料

料酒、酱油、盐、白糖各适量。

做法

1 瘦猪肉洗净，切块，焯水。

2 炒锅倒入油烧热，下葱段、姜片炒香，放入肉块略煸炒。

3 再加入冬虫夏草、料酒、酱油、白糖和适量水，改小火煮1小时。

4 最后加盐调味，大火收浓汤汁即可。

健康充电站 100%

- 冬虫夏草是滋补良药，有补肾益精、兴阳起痿的功效。适合肾阳不足、精血亏虚引起的阳痿、遗精、腰膝酸痛者。
- 冬虫夏草搭配养血填精的猪肉，可补肾阳，益精气，尤宜贫血、慢性咳喘、阳痿、遗精的男性补益调养。
- 有表邪者不宜用冬虫夏草。

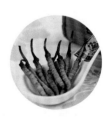

冬虫夏草

杜仲鹌鹑

材料

鹌鹑1只，杜仲25克，枸杞子15克。

调料

料酒20克，盐适量。

做法

1 将鹌鹑去毛，去内脏，清洗干净，入开水锅焯烫一下捞出。

2 鹌鹑放入蒸碗，加适量水，放入杜仲、枸杞子和调料，上蒸锅，大火蒸1小时即成。

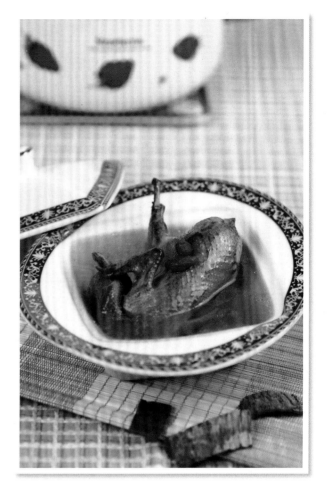

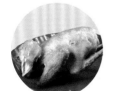

鹌鹑

健康充电站　　　100%

⚙ 鹌鹑肉是温热壮阳的滋补品，可补五脏，益中气，实筋骨，疗体虚。

⚙ 鹌鹑肉搭配补益肝肾的杜仲和枸杞子，可以起到益气强腰、壮骨生髓、增强性欲、提高性能力的作用。适合肾虚阳痿、腰痛、体弱乏力、精力不足者食用。

⚙ 阳亢、热病发作者不宜多吃。

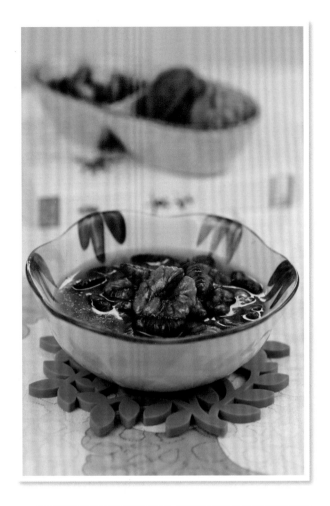

核桃蒸蚕蛹

材料
核桃仁30克，蚕蛹15克，鸡高汤适量。

调料
盐适量。

做法
1 核桃仁炒至微黄；蚕蛹用温油炸至将要爆裂。
2 把炒好的核桃仁和蚕蛹放入蒸碗，加入鸡高汤和适量盐，上蒸锅，大火蒸30分钟即成。

健康充电站 100%

- 蚕蛹有温阳补肾、祛风除湿的功效，常用于肾阳亏虚、阳痿、遗精、风湿痹痛等症。
- 蚕蛹搭配温阳补肾的核桃仁，能补肾壮阳，填精养血，健脑益智，乌须黑发，对阳痿、遗精、早泄、性功能下降、腰膝酸软、夜尿频多等症均有一定的食疗效果。
- 营养不良、瘦弱乏力、免疫力低下者均宜。
- 阳亢不痿、阴虚火旺者不宜多吃。

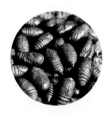

蚕蛹

肉桂羊肉汤

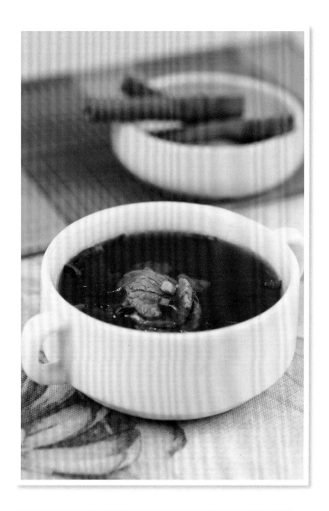

材料

羊瘦肉100克，肉桂10克，香葱末少许。

调料

料酒、淀粉各15克，盐适量。

做法

1. 将羊瘦肉洗净，切成片，用料酒和淀粉拌匀上浆。

2. 把肉桂放入锅中，加适量水，煮20分钟，放入羊肉片，滑散，再煮沸时撇去浮沫，加盐调味，撒上香葱末即成。

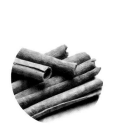

肉桂

健康充电站　　　100%

⚙ 肉桂、羊肉都是温里散寒、补肾壮阳之品，羊肉还有健脾胃、养气血的作用。

⚙ 此汤适合脾肾阳虚、气血不足所致阳痿、腰膝冷痛、虚寒腹痛、泄泻、瘦弱乏力、手脚冰凉、疲惫食少者。

⚙ 肉桂和羊肉都是热性食材，阳亢、实热、阴虚内热、有出血倾向、发热及热性病患者均不宜。暑热季节也不宜食用。

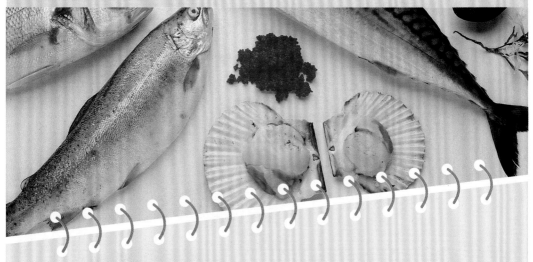

滋肾阴，
清除虚热填肾精

　　肾阴虚常会表现为虚热症状，如五心烦热、虚汗不止、咽喉肿痛、眩晕耳鸣、尿黄便干、失眠多梦等。男性在性功能方面可能有早泄、遗精状况，但也可能会性欲亢进、阳强不倒，这都是阴虚内热的反应。想要补阴虚，就要多吃滋阴、益精、养血的食物，如水产品、鱼类、贝类、鸭肉、动物肾、桑椹、黑芝麻、枸杞子等。

黑芝麻黑豆粥

材料

熟黑芝麻20克，黑大豆25克，粳米100克。

调料

白糖适量。

做法

1 将黑大豆和粳米分别淘洗干净。

2 先将黑大豆放入锅中，加适量水，小火煮1小时。

3 再倒入粳米煮至粥成，放入白糖和熟黑芝麻，搅匀即成。

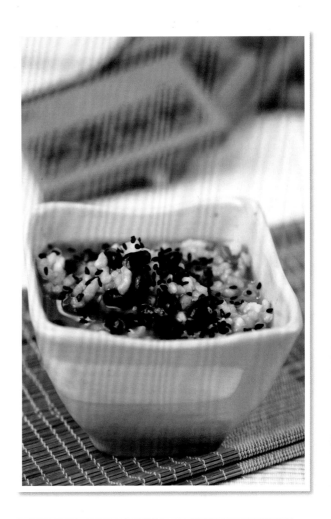

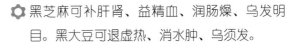

健康充电站　　　　　100%

⚙ 黑芝麻可补肝肾、益精血、润肠燥、乌发明目。黑大豆可退虚热、消水肿、乌须发。

⚙ 此粥适合精亏血虚、肾虚腰痛、性功能下降、四肢无力、虚热烦渴、头晕眼花、眩晕耳鸣、须发早白、健忘、早衰、失眠、肠燥便秘、肾虚水肿者。

⚙ 脾胃虚寒、肠滑腹泻者不宜。

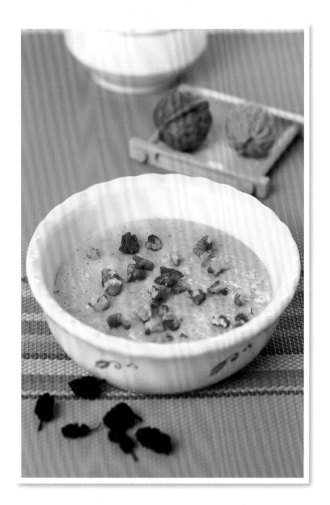

桑椹核桃蛋羹

材料
桑椹20克，核桃仁15克，鸡蛋2个。

调料
盐少许。

做法
1 将桑椹放入锅中，加适量水，煎煮后取100毫升汤汁。
2 核桃仁炒熟，捣碎备用。
3 把鸡蛋打入蒸碗中，加盐，倒入桑椹煎汁，搅匀，上蒸锅蒸10分钟。
4 取出蒸碗，撒上捣碎的核桃仁即成。

健康充电站   100% ▮

- 桑椹可滋阴补血、益肾固精、生津润燥。核桃仁温补肾气，鸡蛋养阴补血。
- 此蛋羹可养血润燥，补益肝肾，适合气阴两虚、肝肾不足所致头昏眼花、目眩耳鸣、须发早白、脑力衰退、内热烦渴、大便秘结、性能力下降、腰痛腿软者。
- 肠滑腹泻者不宜多吃。

牡蛎炒海带

材料

牡蛎肉150克，水发海带50克，香葱段适量。

调料

生抽、胡椒粉各适量。

做法

1 将牡蛎肉清洗干净；水发海带洗净，切成菱形片，分别将海带片、牡蛎肉焯熟。

2 炒锅倒入油烧热，下香葱段爆香，放入海带片、牡蛎肉翻炒，加入调料炒匀即成。

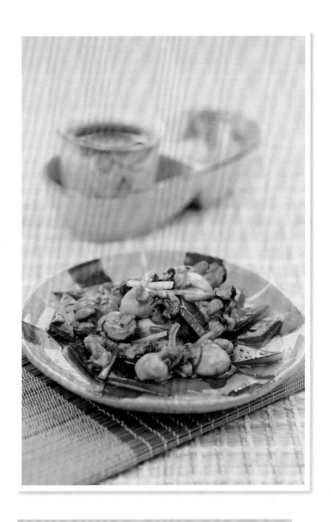

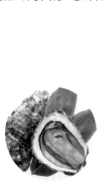

牡蛎（生蚝）

健康充电站　　　100%

✿ 牡蛎和海带都是海产品，滋阴的功效极强。二者搭配食用，对肾精亏虚所致阴虚内热、烦热不眠、津干口渴、眩晕耳鸣、肠燥便秘、性功能障碍等有很好的缓解调理作用。

✿ 常食此菜还能乌须发、润肌肤、降三高、健脑力、抗衰老、防癌抗癌。

✿ 虚寒腹泻者不宜多吃。

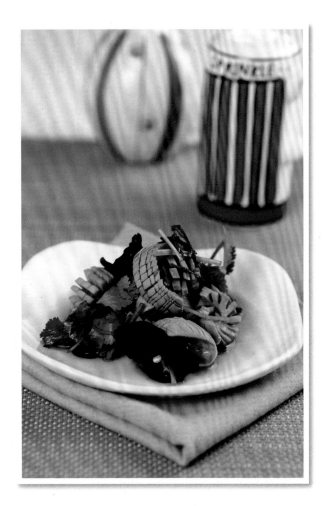

温拌腰花

材料
猪腰1个，水发木耳70克，干辣椒2个，香菜段少许。

调料
生抽、米醋、香油各10克，白糖、盐、鸡精各适量。

做法

1 将猪腰去臊腺、切花刀后投入凉水中浸泡15分钟，冲净，沥水；水发木耳撕成小片，洗净；干辣椒切丝。

2 煮锅中加水烧开，放木耳焯烫，捞出；放腰花焯至断生、泛白色时捞出，沥水后与木耳一起装盘。

3 炒锅倒入油烧热，下干辣椒炸香，浇在腰花上，放入所有调料，拌匀即可。

健康充电站　　100%

- 猪腰有补肾填精、强腰、通膀胱、消积滞、止消渴的功效。适合肾虚腰痛、遗精、性功能下降、盗汗、水肿、耳聋、耳鸣者。
- 肾虚有热者宜食，肾气虚寒者不宜。
- 动物内脏所含胆固醇较高，高脂血症者不宜多吃。

豆腐鸭血烩炒

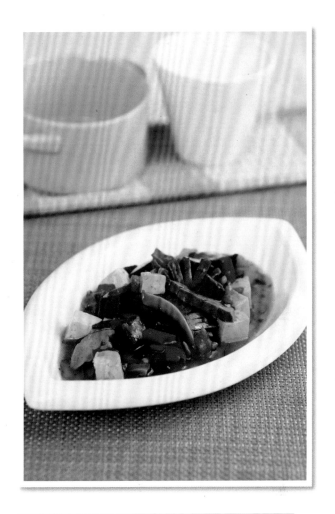

材料

豆腐、鸭血各150克，鸭胗、鸭肝各60克。

调料

剁椒酱20克，水淀粉、盐、鸡精各适量。

做法

1 鸭胗、鸭肝分别洗净，切片，豆腐、鸭血切块。以上材料均焯水后备用。

2 炒锅倒入油烧热，下剁椒酱炒香，放入焯好的各材料，快速翻炒，放盐、鸡精调味，用水淀粉勾芡收汁即可出锅。

健康充电站 100%

- 动物内脏及动物血一般有滋阴养血、填精生髓的功效。此菜中的鸭血、鸭胗、鸭肝也有这样的作用。
- 豆腐益气健脾、生肌养血，与鸭杂同食，可养阴补虚，适合精血不足所致贫血苍白、血虚萎黄、消瘦乏力、精神萎靡、食欲不振、内热虚烦者。
- 内脏食物胆固醇含量高，高脂血症者慎食。

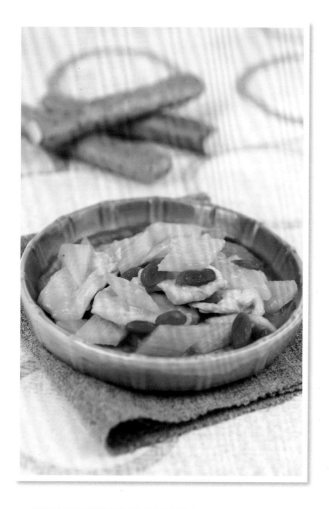

枸杞山药炒鸡片

材料

鲜山药、鸡胸肉各100克，枸杞子15克。

调料

料酒、淀粉各15克，盐、鸡精、胡椒粉各适量。

做法

1 枸杞子泡水，备用。

2 将鸡胸肉洗净，切片，用料酒、淀粉拌匀上浆。

3 鲜山药去皮，切片，焯水后捞出备用。

4 炒锅倒入油烧热，下鸡片滑散，炒至肉色变白，倒入山药片和泡软的枸杞子，用大火快速翻炒，加盐、鸡精和胡椒粉调味，炒匀即成。

健康充电站 100%

- ✿ 山药是气阴双补的补虚食材，鸡肉温养气血，枸杞子养肝血、填肾精。

- ✿ 此菜益肾气，补肾阴，对各类肾虚症状皆有缓解作用，是温和补益、增强体质的良方。

- ✿ 中青年男性多吃，对补充体力、提高性功能和生育能力有益。中老年人常吃，可抗衰老、强腰膝，预防退行性慢性病。

- ✿ 积滞胀满、大便燥结者不宜多吃。

熟地蹄筋汤

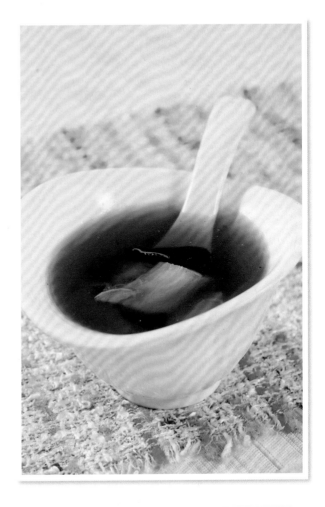

材 料

熟地黄20克，牛蹄筋250克。

调 料

酱油、料酒各15克，盐适量。

做 法

1 将熟地黄洗净，装入调料袋；牛蹄筋放入冷水锅中，加热焯烫，捞出，洗净后切段。

2 锅中放入蹄筋段和调料袋，加适量水煮沸，放入料酒、酱油、盐，小火煮2小时即成。

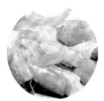

牛蹄筋

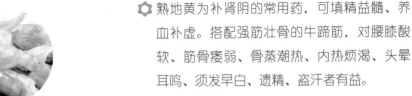

健康充电站　　100%

⚙ 熟地黄为补肾阴的常用药，可填精益髓、养血补虚。搭配强筋壮骨的牛蹄筋，对腰膝酸软、筋骨痿弱、骨蒸潮热、内热烦渴、头晕耳鸣、须发早白、遗精、盗汗者有益。

⚙ 生地黄长于生津退热，熟地黄长于补肾填精，此菜应用熟制过的地黄。

⚙ 熟地黄较黏腻，有碍消化，凡气滞痰多、食少腹胀、脾胃运化不良者不宜多吃。

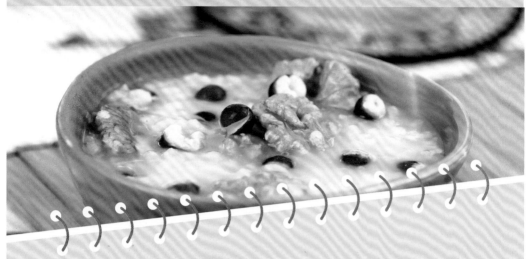

止遗泄，
固肾涩精止尿频

　　如果人的正气虚弱，就会出现正气不固、耗散、滑脱、脏腑功能衰退的症状。肾气不固者易出现遗精、滑精、尿频、遗尿等症状。中医认为，"涩可固脱"，有滑脱症状者可多吃些味道酸涩的食物，有助于固精缩尿。止遗泄常用的食物有莲子、芡实、山药、核桃仁等，也可适当添加五味子、覆盆子、金樱子、山茱萸等固涩药材。

茱萸止遗茶

材料
山茱萸、覆盆子、茯苓各10克，益智仁6克，熟地黄12克。

调料
冰糖适量。

做法
将各药研成粗末，盛入料包内，和冰糖一起放入茶壶中，冲入沸水，加盖闷泡20分钟即可代茶饮用。

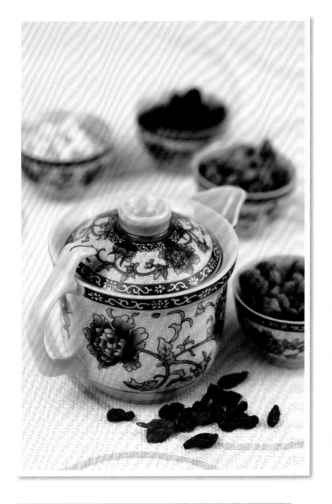

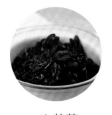

山茱萸

健康充电站 　　　　　100%

⚙ 山茱萸、覆盆子、益智仁均有固精缩尿的功效。熟地黄补肾填精，茯苓健脾止泻。

⚙ 常饮此茶可益肾气、固肾精、止遗泄，适合脾肾不足、气虚不固所致遗尿、尿频、遗精、滑精、久泻，伴有头昏、疲乏、腰酸痛者。

⚙ 尿频而有涩痛感，属湿热者不宜。

⚙ 肠胃积滞、大便燥结者不宜多饮。

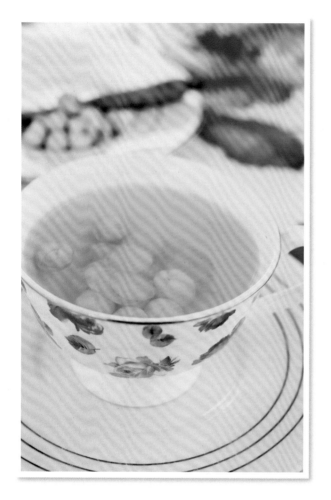

人参莲子茶

材料
切片人参6克，去心莲子10克。

调料
冰糖适量。

做法
1 先将莲子浸泡一夜，再加水煮1小时。
2 连汤一起放入炖盅，加入人参片和冰糖，隔水蒸1小时即成，将炖汤倒入杯中饮用。

健康充电站　100%

- 此方出自《经验良方全集》，能健脾益气、固精止泻、强壮体质，是中老年体虚者的保健药茶。
- 此茶适合脾肾虚弱所致遗精、遗尿、久泻、便溏、自汗、劳倦瘦弱、不思饮食、心悸、失眠、健忘者。
- 莲子心苦寒，不利于固精，需去除。
- 胃有湿热、痰浊、大便燥结者不宜。

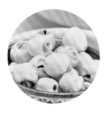

莲子

五味子酒

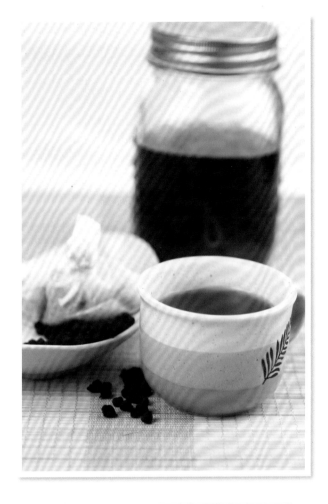

材料

五味子50克，白酒500毫升。

做法

1. 将五味子捣碎，盛入料包内，放入广口瓶中，灌入白酒，密封15日以上即可饮用。

2. 每天饮10~20毫升为宜，切勿醉。

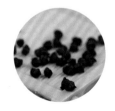

五味子

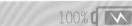
健康充电站　　　　　100%

- 五味子味甘酸涩，有收敛固涩、补肾止遗的作用，是中老年男性的养肾之宝。

- 此酒可补益心肾，固精止遗，安神助眠，强壮体质。适合中老年肾虚遗精、滑精、性功能下降、久泻、失眠、自汗、盗汗者。

- 秋冬季饮用最佳，夏季酷暑时不宜饮用。

- 感冒发热、炎症发作、热病、阳亢、阴虚火旺或体内湿热重者均不宜。

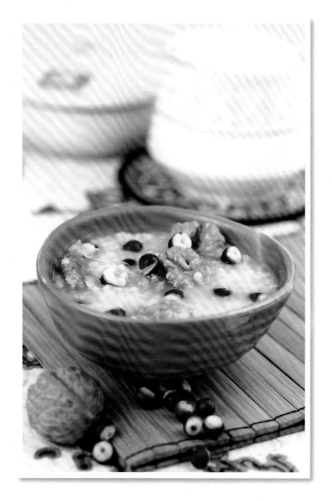

芡实核桃粥

材料

芡实、核桃仁各20克，粳米100克。

调料

白糖适量。

做法

1 将芡实浸泡一夜，粳米淘洗干净，二者同入砂锅，加适量水，煮30分钟。

2 放入核桃仁、白糖，继续煮10分钟即可。

健康充电站   100% 🔋

⚙ 此粥能补肾固精，填髓益智，健脾强身，是可久服的保健食疗品。

⚙ 脾肾两虚所致性功能下降、滑精、泄泻、尿频、遗尿、腰腿酸软无力、头晕耳鸣、食少便溏、健忘的中老年男性宜食。

⚙ 须发早白、早衰、神疲倦乏、筋骨不健的中年人，以及发育迟缓、身体瘦弱的青少年也宜常食。

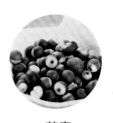

芡实

金樱子粥

材料

金樱子15克，糯米100克。

调料

白糖适量。

做法

1 将金樱子用水煎半小时，去渣留汤。

2 放入糯米，添加适量水，煮至粥成，吃时调入白糖即成。

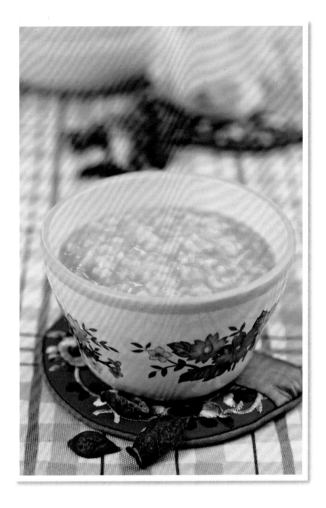

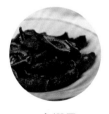

金樱子

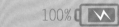

健康充电站　　　　100%

⚙ 金樱子是固涩收敛、止遗止泻的良药。此粥有固精缩尿、涩肠止泻的作用，可用于各种滑泻症。

⚙ 此方出自《饮食辨录》，适合肾虚精关不固所致遗精、滑精、遗尿、尿频、久泻的男性食用。

⚙ 有实火、邪热及阴虚火旺者不宜。

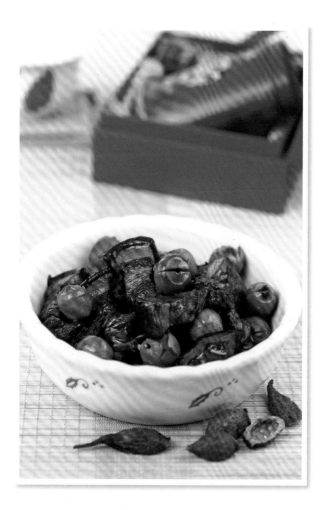

莲樱炖肉

材料

莲子、金樱子各15克，猪五花肉250克，葱段、姜片各适量。

调料

酱油、料酒各20克，白糖、盐各适量。

做法

1 将猪五花肉洗净，切成块，放入冷水锅中，加热焯烫，捞出，洗净，沥水备用。

2 金樱子、葱段、姜片一起装入料袋中。

3 锅中倒油烧热，放入白糖炒成糖色，放入肉块和酱油，炒上色，加适量水、盐和料酒。

4 放入莲子和调料袋，小火煮2小时，拣去调料袋，收浓汤汁即成。

健康充电站　　　　100%

- 莲子、金樱子都是固肾涩精的常用药，猪肉可滋阴养血。合用炖汤，可增强健脾益肾、补虚固精、强身健体的作用。

- 此菜适合脾肾俱虚所致男子遗精、滑精、尿频、遗尿者。虚劳羸瘦、体弱身倦、失眠多梦、食欲不振、泄泻、便溏者也宜食用。

- 有实热、阴虚内热及气滞胀满、大便燥结者不宜多吃。

莲芡猪肉汤

材料

芡实、莲子肉各20克，猪瘦肉200克。

调料

料酒、淀粉各15克，盐、鸡精各适量。

做法

1 将猪瘦肉洗净，切成片，用料酒和淀粉拌匀上浆。

2 将芡实、莲子肉放入锅中，加适量水，小火煮1小时至软烂。

3 放入肉片滑散，再煮沸时加盐、鸡精调味即可。

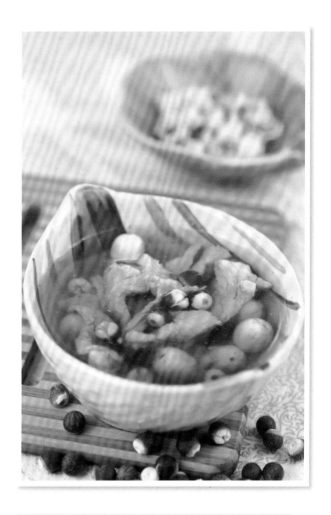

健康充电站　　　　100%

✿ 莲子、芡实均有补肾固精、健脾止泻的功效。猪肉可益精养血。

✿ 此汤可用于脾肾虚弱所致的腹泻、尿频、遗精、滑泄、早泄、腰膝酸软、失眠多梦等症。常食能强身健体，增强免疫力。

✿ 阴虚内热、大便燥结者不宜多吃。

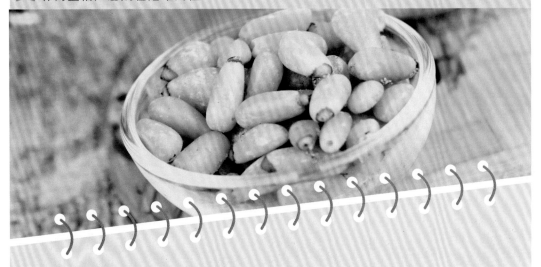

促生育，
精子质量可提高

中青年时期是男性生殖能力最为旺盛的时期。这个阶段的男性如果想"造人"的话，应注意加强饮食营养。多吃富含蛋白质、维生素以及含锌、镁、铁、钾等微量元素丰富的食物，以提高精子质量，促进生育。海产贝壳、豆类及豆制品、坚果、种仁类食物，都对益精促孕有一定的作用。

五子茶

材料

菟丝子240克，枸杞子、覆盆子各120克，炒车前子60克，五味子30克。

调料

冰糖适量。

做法

1 将5种材料分别研成细末，混合均匀。

2 每次取15~30克混合粉装入茶袋，和冰糖同放入壶中，以沸水冲泡，加盖闷15~20分钟，代茶频饮。

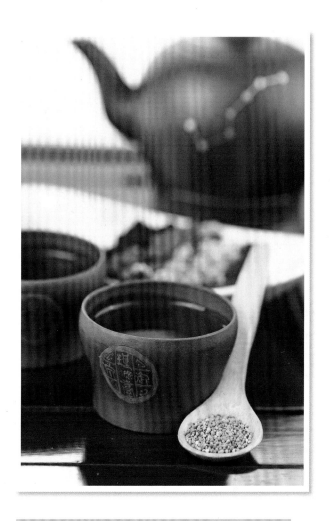

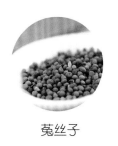

菟丝子

健康充电站　　　　　100%

✿ 此方出自《医学入门》，与"五子衍宗丸"异曲同工，是治疗男性不育的名方。常饮此茶能补肾益精，提高生殖能力，促进生育。

✿ 适于肾虚阳痿、遗精、早泄、不育的男性。早衰、体弱乏力、腰酸膝软、眩晕、尿频、尿不尽者也宜饮用。

✿ 脾湿蕴中及下焦湿热者不宜。

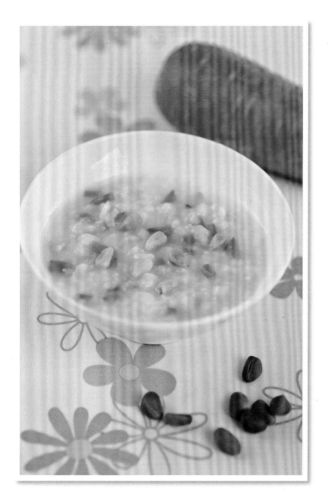

松子
胡萝卜粥

材料

胡萝卜50克，熟松子仁15克，粳米100克。

调料

白糖适量。

做法

1 粳米淘洗干净；胡萝卜洗净，切小丁。

2 煮锅中加适量水烧开，倒入粳米煮30分钟至黏稠，放入胡萝卜丁略煮，盛入碗中，放入松子仁和白糖调匀即可。

健康充电站 100%

- 胡萝卜有健脾和中、壮阳暖下、养血润燥的功效。松子则富含锌、维生素E等促进生育的物质。

- 此粥可益精血、补虚损，尤宜血虚精亏、体虚乏力、消化不良、肠燥便秘、贫血、早衰、眼目昏花者。男性常食可补益精血损耗，提高精子质量。

蒸扇贝

材料

扇贝150克，干粉丝50克，蒜蓉、香葱末各适量。

调料

豆豉酱、蚝油各15克，剁椒末、白糖各适量。

做法

1 干粉丝用冷水泡软，沥尽水分，剪成约10厘米长的段。

2 扇贝下入开水，氽烫至壳开即捞出，取出贝肉洗净，贝壳也洗净。

3 将所有调料放入碗中，加少许水调成味汁。

4 将粉丝铺于扇贝壳中，放上扇贝肉，淋上味汁，上蒸锅，大火蒸8分钟后取出。

5 撒上香葱末和蒜蓉，把烧热的油淋在扇贝肉上即可。

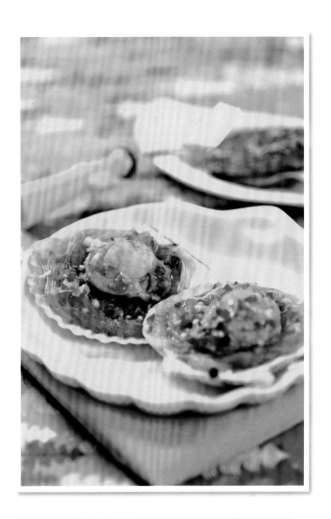

健康充电站　　　　100%

- 扇贝是三大海味珍品之一。扇贝肉不仅富含优质蛋白质，还含有丰富的钙、铁、锌等元素，而锌是提高精子质量、促进孕育的关键物质之一。

- 此菜可滋阴补血、益精强身，对软化血管、预防心脑血管疾病也十分有益，适合中青年男性常食。

- 脾胃虚寒者不宜多吃。

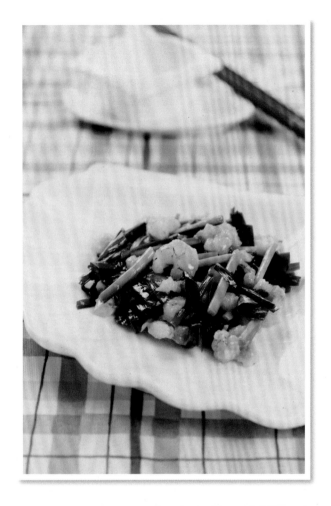

虾仁炒韭菜

材料

虾仁100克，韭菜200克，鸡蛋清20克。

调料

淀粉、盐、鸡精各适量。

做法

1 将韭菜择洗干净，切成寸段。

2 虾仁洗净，用鸡蛋清、淀粉上浆，下温油中滑熟。

3 炒锅上火烧热，放入韭菜炒至断生，倒入虾仁炒匀，加盐、鸡精调味即可。

健康充电站 100%

✿ 韭菜温补肾阳，有"起阳草"之称。虾可补肾壮阳，养血固精。

✿ 此菜可助生阳气，增强体质，提振性功能，尤宜阳痿不举、遗精、早泄、遗尿、腰膝酸痛、腿软无力者。

✿ 阴虚内热、阳亢、上火、热性病及过敏者均不宜多吃。

栗子红烧肉

材料

栗子100克，猪五花肉300克，葱段、姜片各适量。

调料

酱油、料酒各20克，白糖、盐各适量。

做法

1 将猪五花肉洗净，切成块，放入冷水锅中，焯烫一下，捞出，洗净，沥水。

2 锅中倒油烧热，放入白糖炒成糖色，放入肉块和酱油，炒上色，加适量水，放葱段、姜片和料酒，小火煮1小时，

3 拣去葱段、姜片，放入栗子和盐，续煮30分钟，收浓汤汁即成。

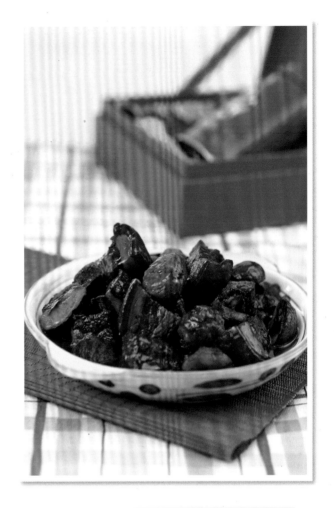

健康充电站  100%

- 栗子有厚肠胃、补肾气、壮筋骨的功效。猪肉可益精养血。

- 此菜滋阴壮阳，有很好的补虚作用，适合虚弱乏力、腰酸腿软、贫血精亏、虚劳消瘦、泄泻者，常食令人健壮有力、性功能旺盛。

- 脾胃气滞胀满及肥胖者不宜多吃。

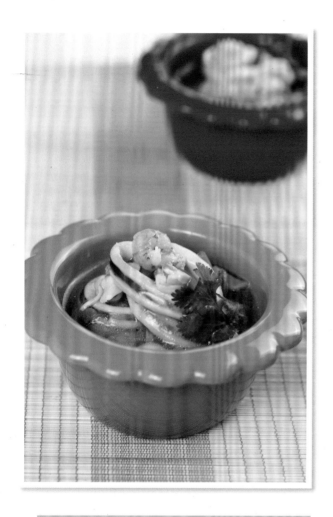

海鲜汤

材料

虾仁、鱿鱼、蛤蜊肉各100克，姜片、葱花、香菜段各少许。

调料

盐、胡椒粉、水淀粉各适量。

做法

1 虾仁、蛤蜊肉分别洗净；鱿鱼去内脏，洗净，切成鱿鱼圈。

2 以上材料都下开水锅，焯水后捞出备用。

3 炒锅中倒入适量油烧热，下葱花、姜片炝锅，加适量水烧开，放入虾仁、鱿鱼圈、蛤蜊肉煮沸，加盐、胡椒粉调味，用水淀粉勾芡后盛入碗中，撒上香菜段即可。

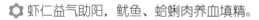

健康充电站 100%

- 虾仁益气助阳，鱿鱼、蛤蜊肉养血填精。
- 此菜可起到滋阴壮阳、增强体质的作用，且高蛋白质、高铁、高钙，非常适合肾虚阳痿、虚弱乏力、营养不良、精力不足、贫血、免疫力低下者。
- 中青年男性食用，有助于提高精子的数量和质量。
- 易过敏者不宜多吃。

护肝养血，肝血畅达精神好

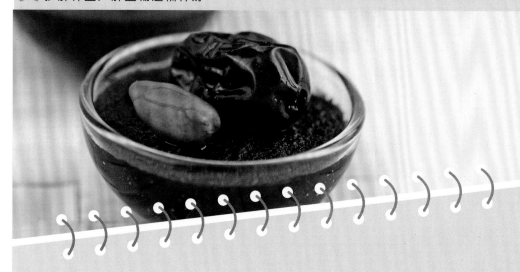

益肝养血，
吃出红润气色

　　肝炎、肝硬化、肝癌等肝病都格外"青睐"男性，所以，男性要特别重视养肝。肝是有解毒功能的器官，如果肝血亏虚，解毒功能差，人就会出现面色铁青、黯黑或发黄的情况，皮肤还易瘙痒、多色斑和疮癣。改善这些问题要从补益肝血开始。多吃益肝养血的动物肝、动物血、大枣、花生、胡萝卜、菠菜、樱桃、山楂、黑豆、葡萄等食物，对改善不良气色很有好处。

樱桃桂圆羹

材料

樱桃100克，桂圆肉10克，枸杞子5克。

调料

白糖适量。

做法

1 将樱桃洗净，取肉，切丁。

2 锅中放入桂圆肉、枸杞子，加适量水烧开，改小火煮20分钟后，放入樱桃丁和白糖，续煮5分钟即可。

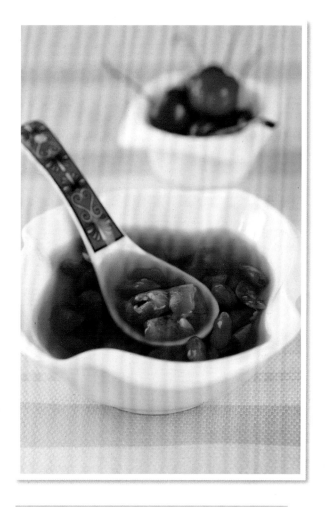

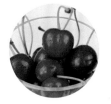

樱桃（车厘子）

健康充电站　　　　　　100%

✿ 樱桃是养肝补血的天然食材，搭配补益心脾的桂圆肉、滋补肝肾的枸杞子，可增强补血、安神、健脾的功效。

✿ 此羹适合气血不足、失眠惊悸、食欲不振、体倦无力、精神萎靡、面容憔悴黯沉者常食，肝病患者也宜食用。

✿ 外邪实热、湿盛中满、内有痰火者不宜。

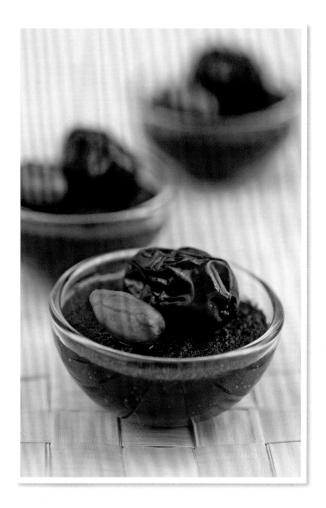

红枣花生红豆羹

材料

花生仁、红枣各50克，红豆沙100克。

调料

红糖、蜂蜜各30克。

做法

1 红枣煮熟，用蜂蜜浸泡1天，制成蜜枣。

2 红豆沙加红糖和适量水，调拌成馅料。

3 花生仁煮熟备用。

4 把红豆沙馅盛入小碗，压实，抹平，放上蜜枣和花生仁即成。

健康充电站 100%

- ✿ 红豆健脾利湿，红枣益气养血，花生补血，红糖活血，蜂蜜润燥。
- ✿ 此羹可补益气血亏虚，活化气血瘀滞，增强肝的解毒功能，适合肝血不足或血瘀所致面色萎黄黯沉、脾胃虚弱、食欲不振、营养不良、消瘦乏力、倦怠疲惫、烦躁失眠者。
- ✿ 肝炎、肝硬化等肝病患者食用有益。
- ✿ 积滞胀满及糖尿病患者不宜多吃。

黄鳝菠菜羹

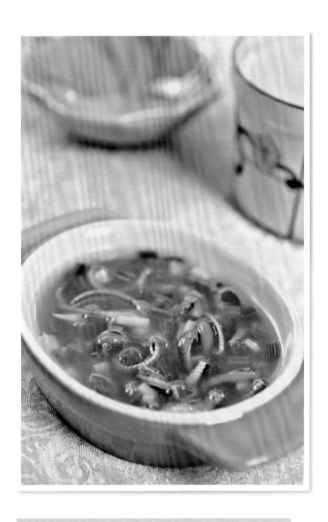

材料

鳝鱼肉100克，菠菜70克，葱花少许。

调料

盐、香油、水淀粉各适量。

做法

1 将鳝鱼肉切丝；菠菜择洗干净，切段。

2 锅中倒入油烧热，下葱花爆香，放入鳝鱼丝炒至变色。

3 加入适量水，大火煮沸，放入菠菜段、盐，用水淀粉勾芡，淋香油即成。

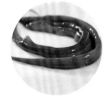

鳝鱼（黄鳝）

健康充电站　　　　　100%

🔩 鳝鱼有益肝血、强筋骨、除风湿、补虚损的功效。菠菜可清肝毒，降肝火，养肝补血。

🔩 此菜适合肝血不足、体倦乏力、头晕耳聋、虚劳咳嗽、风湿酸痛、腰脚无力者。

🔩 鳝鱼有"眼药"之称，此菜尤宜肝虚眼花者，平日用眼过度、眼睛干涩者也宜常吃。

🔩 鳝鱼易发宿疾，瘙痒性皮肤病患者不宜。

🔩 鳝鱼最好现杀现烹，死鳝不宜食用。

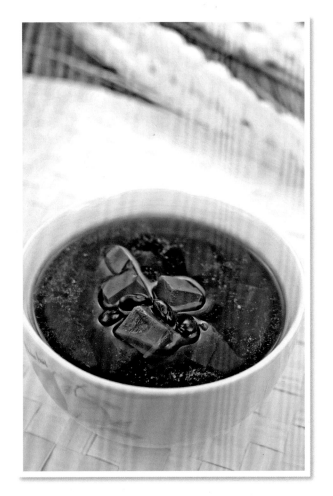

黑豆猪血汤

材料

黑豆50克，猪血100克。

调料

白胡椒、盐、香油各适量。

做法

1 将黑豆浸泡1夜；将猪血切成块。

2 将黑豆放锅中，加适量水，煮30分钟，放入猪血，续煮10分钟，加入调料调味即可。

健康充电站 100%

- 黑豆可益肾填精，猪血可养肝补血。此汤能滋肾阴，养肝血，尤宜肝肾亏虚、精血不足者补益调养。
- 有贫血、面色萎黄或青黑、黯沉无光、面有瘀斑、大便秘结者宜多食。
- 肝炎患者适当食用，可增强肝脏解毒能力，提高免疫力。
- 脾胃虚寒、腹泻者不宜多吃。

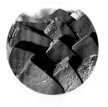

猪血

红枣菠菜猪肝汤

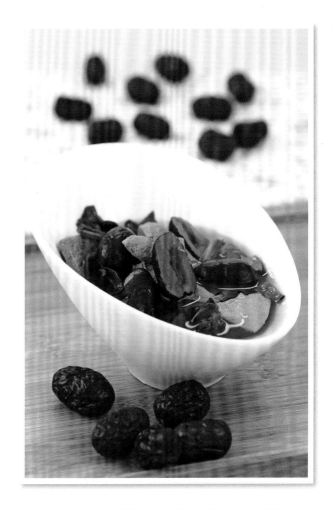

材料

猪肝100克，去核红枣20克，菠菜150克，水发木耳50克。

调料

盐、鸡精各适量。

做法

1 猪肝洗净，切成片，焯水后捞出备用。

2 菠菜择洗干净，切成寸段，入开水锅焯烫一下，捞出。

3 把红枣和木耳放入锅中，加适量水，煮20分钟，放入猪肝、菠菜，再煮沸时加入调料即可。

健康充电站 100%

⚙ 猪肝补血，大枣安神，菠菜清肝火，黑木耳化瘀滞。合用既能养肝补血，又能滋阴清热、活血化瘀，是调养肝血的理想食疗品。

⚙ 适合肝血不足或瘀滞所致贫血、面色萎黄、心神不宁、烦躁失眠、心悸、头晕眼花、倦怠乏力、精神萎靡者食用。

⚙ 血脂偏高者少吃猪肝。

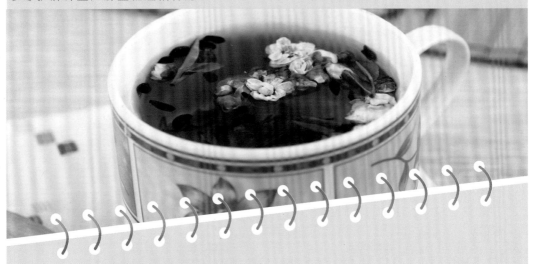

疏解肝郁，调养平和心情

　　肝喜条达而恶抑郁，生闷气、发怒、郁闷不畅等不良情绪会使人肝气瘀滞、胸胁胀痛。肝气横逆又会伤及脾胃，出现食欲不振、脘腹胀痛。气滞引起血瘀，不但伤肝，五脏皆会受损。因此，保持平和心态是养肝的关键。多吃些疏肝解郁的食物，对养肝也有很好的效果。

柑橘玫瑰茶

材料

干玫瑰花3克，柑橘3瓣。

调料

冰糖适量。

做法

将柑橘切块，和玫瑰花、冰糖一起放入杯中，冲入沸水冲泡15分钟后饮用。

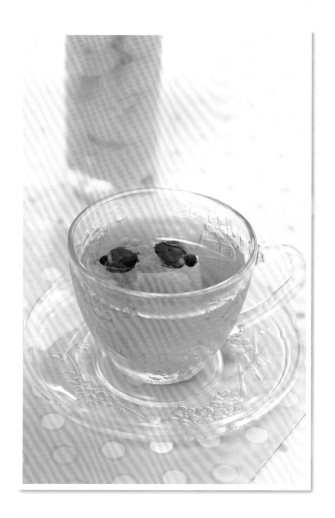

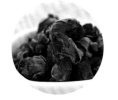

玫瑰花

健康充电站 100%

☼ 柑橘的酸味入肝，有助于提高肝脏解毒能力，并有理气消积、柔肝、解酒毒等作用。

☼ 玫瑰花疏肝解郁，活血止痛。搭配柑橘，可理肝气、疏肝郁、解肝毒，适合心情不畅、肝胃气痛、胸胁胀闷、瘀滞色斑者，慢性肝炎、肝硬化、酒精肝、脂肪肝患者皆宜。

☼ 阴虚火旺者不宜多用玫瑰花。

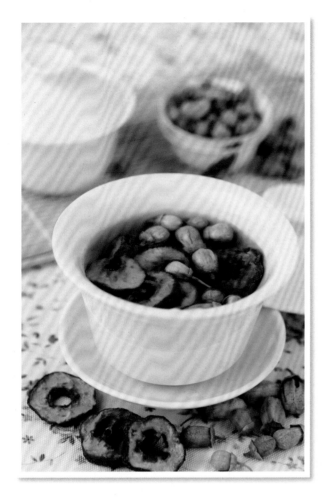

山楂玫玳茶

材料
山楂10克，玫玳花3克。

调料
冰糖适量。

做法
将玫玳花、山楂分别洗净，和冰糖一起放入杯中，冲入沸水，盖闷15分钟后代茶频饮。

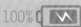

健康充电站 100%

- 玫玳花有疏肝解郁、理气宽胸、和胃止呕的功效，常用于肝郁气滞、肝胃不和所致的心胸烦闷、脘腹胀痛、食少呕吐。
- 玫玳花搭配化食消积的山楂，可化解肝胃滞气、胸腹胀痛、食积不化，尤宜肝胃不和、肝气犯胃者，也适合各类肝病患者调养。

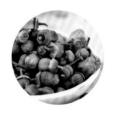

玫玳花

白梅女贞茶

材料

绿萼梅（白梅花）、绿茶各3克，女贞子6克。

做法

将女贞子捣碎，与绿萼梅、绿茶一起放入杯中，冲入沸水，加盖浸泡15分钟后代茶频饮。

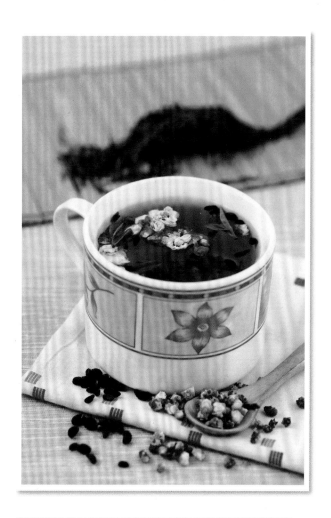

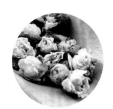

绿萼梅（白梅花）

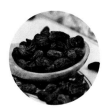

女贞子

 健康充电站　　　　100%

- 绿萼梅可疏肝解郁、理气和中、化痰散结，是肝气郁结者的保健佳品。女贞子可滋补肝肾之阴、清虚热、乌须发、明目视。
- 此茶适合烦躁郁闷、胸腹胀痛、食欲不振、消化不良、内热烦渴、视力减退、须发早白、眩晕耳鸣、失眠多梦者饮用。
- 气虚、阳虚而无气滞者不宜多饮，脾胃虚寒泄泻者也不宜。

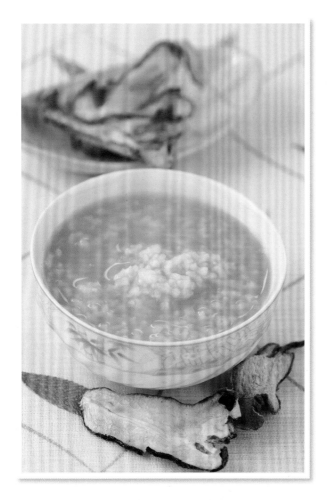

佛手粥

材料

干佛手10克（或鲜佛手30克），粳米100克。

调料

冰糖适量。

做法

1　将佛手洗净，放入锅中，加适量水，煎煮20分钟，滤渣，留汤汁。

2　粳米淘净，倒入锅中，加足水，放入冰糖，续煮至粥成。

健康充电站　　　　100%

- ✿ 佛手有疏肝解郁、理气和中、行气止痛、燥湿化痰的功效。
- ✿ 此粥适合肝郁气滞、肝胃不和、脾胃气滞等引起的胸胁胀痛、脘腹胀痛、食欲不振、嗳气、呕吐，对慢性肝炎、慢性胃炎也有一定的疗效。
- ✿ 阴虚火旺、无气滞者不宜。

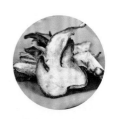

佛手

合欢鸡肝汤

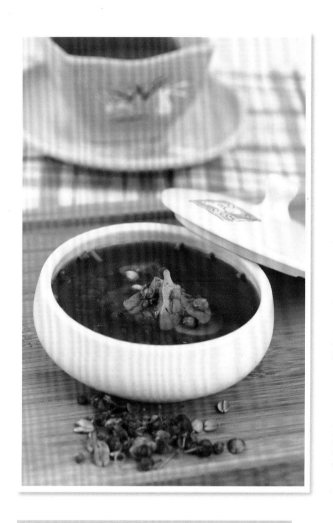

材料

合欢花10克，鸡肝100克，香葱末少许。

调料

盐、香油各适量。

做法

1 将鸡肝洗净，切成小片，入开水锅焯烫，捞出沥干备用。

2 合欢花放入锅中，加适量水煮20分钟，放入鸡肝片，煮沸后加盐调味，盛入汤碗，撒上香葱末，淋香油即成。

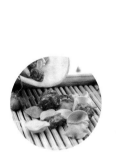

合欢花

健康充电站   100%

✿ 合欢花可解郁安神、疏肝理气、清心明目，鸡肝可养肝补血。二者合用，有解肝郁、养肝血的作用，尤善治风火眼疾。

✿ 此汤适合肝郁、血瘀或风热毒火所致心情抑郁烦闷、失眠、健忘、目赤肿痛、眼睛干涩疲劳、视物昏花者。

✿ 血脂偏高者不宜多吃鸡肝。

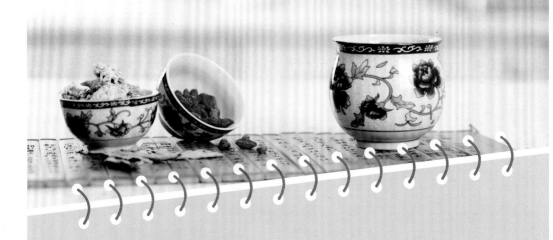

清肝降火，
养出清朗头目

　　肝火易上炎，肝阳易上亢，导致出现血压升高、面红耳赤、烦躁易怒、发热头痛、头晕目眩、目赤肿痛、咽喉肿痛、口干舌燥、疮疖痈肿等症状。此时，可多吃一些清泻肝火、平抑肝阳、补益肝阴的食物，如绿色蔬菜、新鲜水果等，不仅能让头目更清朗，还能提高肝脏的解毒能力，有养肝作用。

杞菊茶

材料

枸杞子10克，菊花、绿茶各3克。

做法

将菊花、枸杞子和绿茶一起放入盖碗中，以沸水冲泡，闷泡15分钟后，代茶频饮。

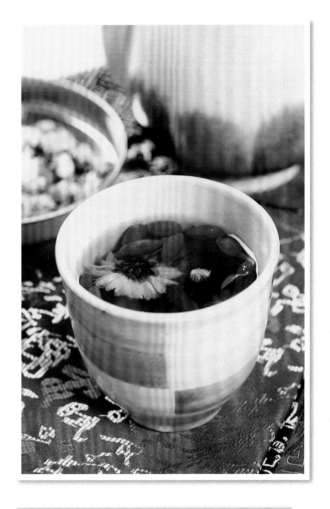

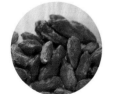

枸杞子

健康充电站　　　　　100%

⚙ 此茶是传统的养肝护眼方，可养肝滋肾、清肝降火、疏风明目。

⚙ 此茶适合风热头痛、头晕目眩、血压偏高者，尤宜视力减退、视疲劳、眼睛酸胀干涩、目赤肿痛者常饮。

⚙ 肝炎、脂肪肝、酒精肝、肝硬化、肝癌等肝病患者皆宜饮用。

⚙ 脾虚泄泻者不宜多饮。

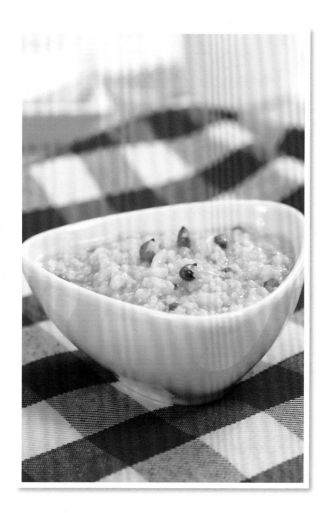

绿豆粥

材料

绿豆20克，粳米100克。

做法

1 绿豆、粳米分别淘洗干净。

2 煮锅中放入绿豆，加适量水，小火煮15分钟，倒入粳米续煮30分钟至豆烂、粥稠即可。

健康充电站　　　　100%

- 此粥可清肝泻火，提高肝脏解毒能力，适合体质偏热、肝火上亢、血压偏高者常食。
- 尤宜暑湿季节食用，可防治暑湿热毒所致的中暑、胸闷头痛、津干口渴、心情烦躁、皮疹疮癣、痈肿热痛、目赤尿黄、口舌生疮等症。
- 脾胃虚寒、泄泻者不宜。

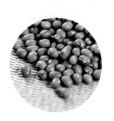

绿豆

决明羊肝粥

材料
羊肝、粳米各100克，决明子15克。

调料
盐、鸡精各适量。

做法
1 将羊肝洗净，入开水锅焯烫后捞出，切小丁。
2 将决明子放入砂锅，加适量水小火煮20分钟，捞去药渣，留汤。
3 倒入粳米煮30分钟，放入羊肝和调料，煮沸即可。

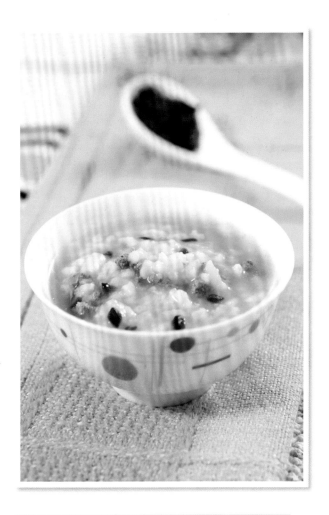

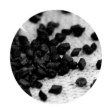

决明子

健康充电站　　　　　100%

- 决明子可清泻肝胆郁火，并能益肝明目、平抑肝阳、降压止痛、润肠通便。
- 决明子搭配养肝补血的羊肝，适合目赤肿痛、视力模糊、头痛眩晕、血压偏高、大便燥结者食用。
- 此粥也适合肝炎、湿热黄疸、肝硬化腹水等肝病患者调养。
- 决明子有缓泻作用，便溏、腹泻者慎用。

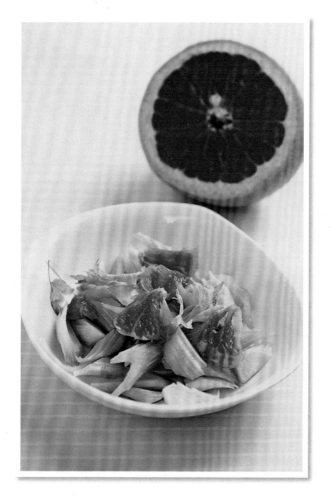

西柚拌西芹

材料

西芹250克，西柚肉100克。

调料

米醋、白糖、盐各适量。

做法

1 将西芹择洗干净，切成滚刀块，入开水中汆烫至断生捞出，过凉水；西柚肉切块。

2 将西芹块、西柚肉一起放入盘中，加入调料拌匀即可。

健康充电站 100%

- 西芹可降血压、镇静助眠、健胃、清热利尿。西柚是柚子的一种，可清热凉血、生津止渴，是天然的降压良药。
- 此菜降肝泻火、清热解毒、安神降压，适合肝火旺盛、血压偏高、上火发炎、头晕目眩、咽喉肿痛、心烦失眠、咽干口渴、三高肥胖者。
- 脾胃虚寒、血压低者不宜。

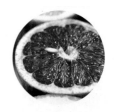

西柚是柚子的一种，其他品种的柚子也有清肝火、降血压的作用，均可选择。

芦荟海带汤

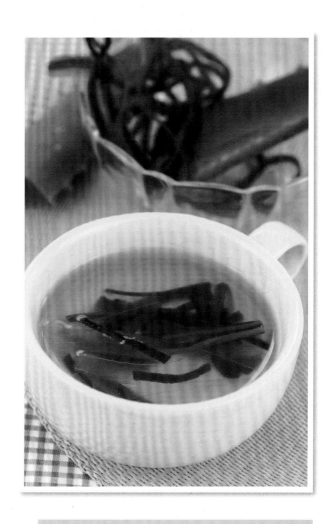

材料

芦荟、鲜海带各50克。

调料

盐、胡椒粉各适量。

做法

1. 先将芦荟切去外皮，洗净芦荟肉，再切成条状；鲜海带洗净，切成丝。

2. 把芦荟肉和海带丝放入锅中，加适量水，小火煮10分钟，加盐和胡椒粉调味即成。

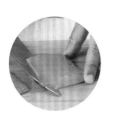

切取芦荟肉

健康充电站 100%

- 芦荟有泻下通便、清肝火、除烦热的功效。海带可软坚散结、利水消肿。

- 此汤适合心肝火旺、烦躁失眠、易怒、头晕头痛、尿黄、热结便秘、疮痛肿痛、目赤咽肿、口疮、湿热水肿者。

- 体质偏热、高血压、高血脂、高血糖及肥胖多脂者也宜常食。

- 脾胃虚寒、便溏、腹泻者不宜。

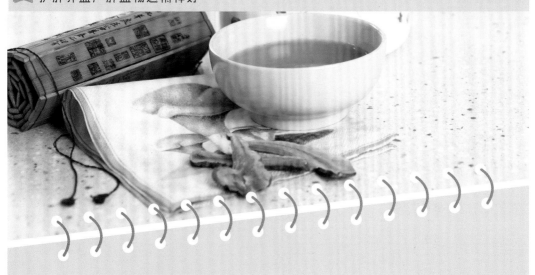

柔肝保肝，
远离肝脏疾病

　　肝为"刚脏"，肝阳易亢，肝病者也往往表现为刚躁易怒，这又强化了肝的气机不调，使肝纤维化、肝硬化及肝癌等肝病加重。所以，防治肝病要通过滋养肝血、疏解肝郁、清热解毒来柔肝、养肝，以增强肝的疏泄、解毒功能。菠菜等绿色蔬菜、柑橘、猕猴桃等酸味食物以及枸杞子、五味子、桑椹、灵芝等保健食材，都是防治肝病的常用材料。

女贞子茶

材料

女贞子20克，蜂蜜30克。

做法

1 将女贞子放入锅中，加适量水，用小火煎煮30分钟，过滤去掉药渣，取汤汁，倒入杯中。

2 晾温后调入蜂蜜拌匀即可。

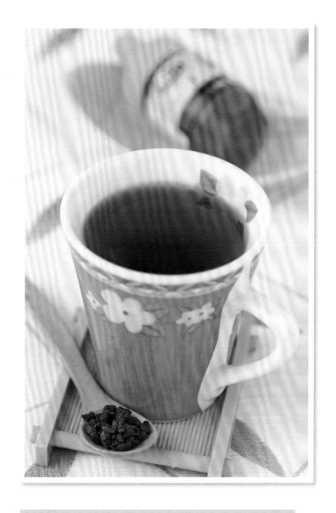

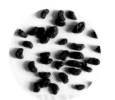

女贞子

健康充电站　　　　100%

- 女贞子有滋补肝肾之阴、乌须明目的功效，常用于肝肾阴虚所致的目暗不明、须发早白、眩晕耳鸣、心烦失眠等症。

- 此茶有保肝养肝、润肠通便、除虚热、抗衰老、益精血、抗肿瘤等作用，且性质平和，适合各类肝病患者长期调养。

- 此茶有缓泻作用，肠滑腹泻者慎用。糖尿病患者忌服。

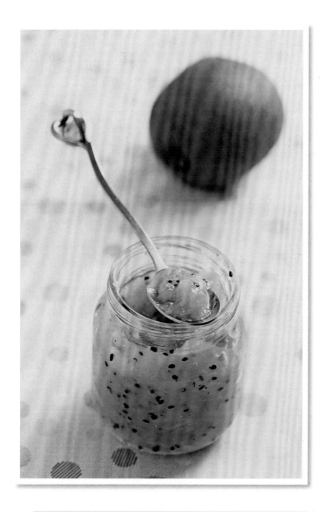

狝猴桃果酱

材料
狝猴桃500克。

调料
白糖150克，柠檬半个。

做法
1 狝猴桃去皮及硬心，果肉切成大块。
2 果肉放入锅内，撒上一半的白糖，加适量水，中火煮沸，至果肉变软，再加剩余白糖，挤入柠檬汁。
3 继续小火慢煮，边煮边搅拌，至狝猴桃的块状完全消失，呈现出光泽即可。
4 趁热盛入消毒过的玻璃瓶中，盖紧瓶盖，冷却后放入冰箱冷藏。

健康充电站 100%

- 狝猴桃的酸味可入肝，起到软化肝脏、柔肝解毒、收涩止血、降压消脂、疏解肝郁之气的作用。
- 常用此果酱搭配主食，对肝郁气滞、肝火旺盛、饮食油腻不化、慢性肝炎、肝热出血、脂肪肝、酒精肝、肝硬化、肝癌等均有一定的调养作用。
- 酸味也不宜过度，宜加甜味调和。

五味子枣粥

材料

五味子10克，大枣30克，粳米100克。

调料

白糖适量。

做法

1 将五味子捣碎；大枣劈破，去核；粳米淘洗干净。

2 锅中放入五味子，加水煎煮20分钟，滤渣留汤。

3 放入大枣和粳米，补足水分，煮至粥成。

4 吃时调入白糖即可。

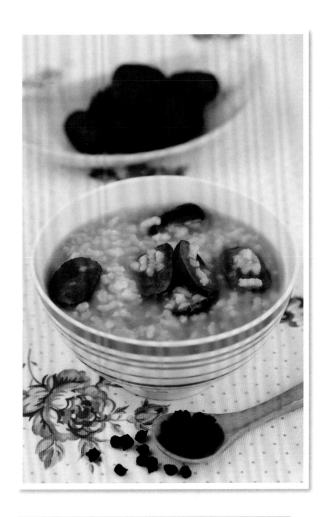

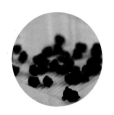

五味子

健康充电站　　　　　100%

- 五味子益肝、利胆、补肾，能降低血清转氨酶，增强细胞免疫功能，对肝细胞有保护作用，可用于防治急、慢性肝炎。

- 五味子搭配补血的大枣，可补益肝肾、养血，有助于修复受损的肝细胞，恢复肝功能，是无黄疸型肝炎、早期肝硬化患者的保健粥。

- 有表邪、实热、湿盛中满、黄疸明显者不宜。

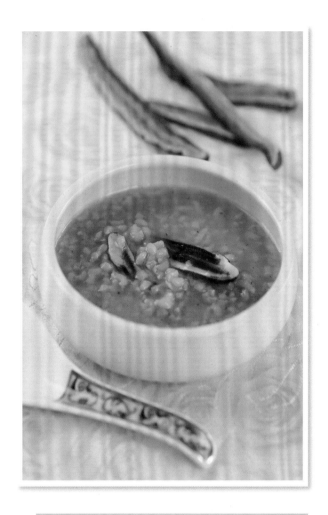

灵芝粥

材料

粳米100克，灵芝10克。

调料

白糖适量。

做法

1 将粳米淘洗干净。

2 锅中放入灵芝，加水煎煮20分钟，滤掉药渣，留汤汁。

3 灵芝煎汤内放入粳米，补足水分，煮至粥成。

4 吃时调入白糖即可。

健康充电站　　　　100%

○ 灵芝可补益五脏、止咳喘、安心神、扶正固本，并有净化血液、保肝抗癌的功能，自古就是长生"仙草"。

○ 此粥可养肝补血，修复肝损伤，提高肝功能，对慢性肝炎、肝癌、白细胞减少等症均有食疗效果。也是中老年人抗衰老、抗肿瘤、防治老年慢性病的佳品，久食延年益寿。

○ 有实证、热证者不宜多吃。

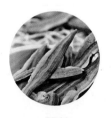

灵芝

桑椹肉片炒西芹

材料

西芹200克，猪瘦肉、鲜桑椹各100克，红椒片少许。

调料

水淀粉、盐、鸡精各适量。

做法

1 桑椹去蒂，洗净；西芹择洗干净后切菱形块。

2 猪瘦肉洗净，切片后用水淀粉上浆备用。

3 锅中倒入油烧至4成热，放入肉片滑熟盛出。

4 留底油，改大火，倒入西芹炒断生，放入瘦肉、桑椹、红椒片炒匀，放盐、鸡精调味即可出锅。

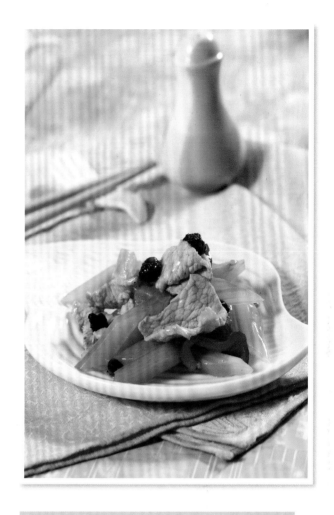

健康充电站 100%

○ 桑椹可滋补肝肾之阴，芹菜可平肝清热、降压除烦、凉血解毒，猪肉能滋阴养血。

○ 此菜有清肝热、降肝火、解肝毒、补肝血的功效，常食可养肝保肝，全面提高肝功能，适合各类肝病患者调养。

○ 脾胃虚寒、腹泻者不宜多吃。

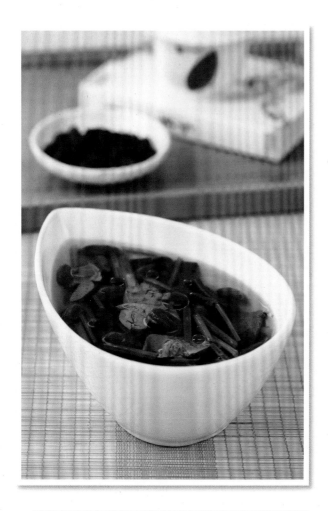

枸杞猪肝汤

材料

枸杞子15克，猪肝100克，菠菜150克。

调料

香油、盐、鸡精各适量。

做法

1 菠菜洗净，切段，焯水后捞出沥干。

2 猪肝洗净，切小片，入开水锅焯烫至熟。

3 枸杞子放入锅中，加适量水，煮15分钟，放入菠菜段和猪肝片，再煮沸时加盐、鸡精调味，盛入汤碗中，淋香油即成。

健康充电站　　　　　　100%

- 菠菜可滋阴平肝、祛风明目。猪肝有养血补肝的功效。搭配补益肝肾的枸杞子，对养肝补血、清肝明目、通便、抗衰老均有良效。
- 此汤适合头痛目眩、风火赤眼、视力衰退、视疲劳、眼睛干涩、贫血者，乙型肝炎、脂肪肝、肝硬化等慢性肝病患者均宜食。
- 高血脂者不宜多吃猪肝。

养护脾胃，生化气血身体健

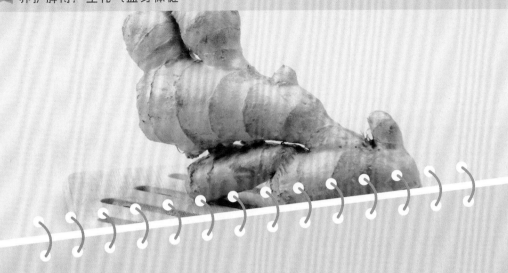

温脾补气，
不再虚寒腹泻

有些人稍微受凉或吃了一些生冷寒凉的食物，就会出现大便稀薄、腹泻现象，平时也经常腹胀冷痛、消化不良、神疲乏力、形寒肢冷。这类人多为脾胃虚寒者，要注意补益脾气、温脾暖胃。多吃些山药、大枣、扁豆、莲子、姜、豆蔻、花椒、肉桂等益气及温热的食材非常有益。

姜枣红茶

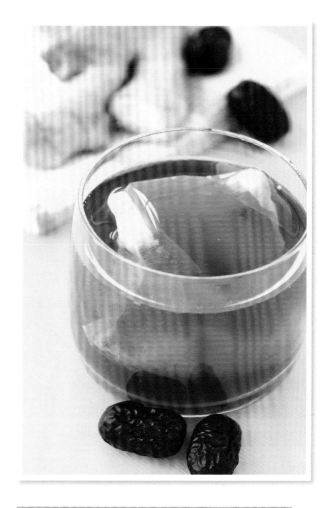

材料

去核红枣15克，姜粉5克，红茶袋1包。

做法

1 将红枣炒至焦黄，研成碎末。

2 把红枣末、姜粉和红茶包一起置于杯中，冲入沸水，闷泡15分钟后，代茶趁热饮用。

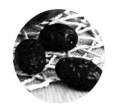

大枣

健康充电站　　　　100%

⚙ 大枣为"脾之果"，是健脾胃、养气血的常用滋补品。生姜可温胃散寒，降逆止呕。红茶为全发酵茶，可温养脾胃，促进消化。

⚙ 此茶较温热，可暖脾胃、止吐泻，适合脾胃虚寒、脘腹冷痛、食少吐逆、便溏腹泻、四肢冰凉者常饮。

⚙ 实热、阴虚内热、便秘者均不宜。

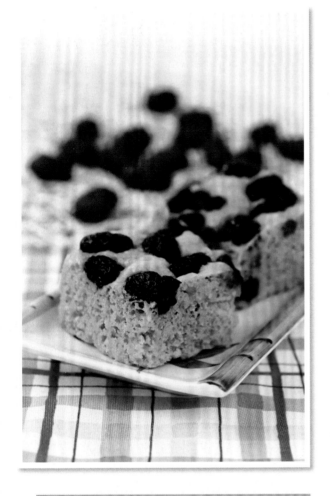

糖枣糕

材料
自发面粉、玉米粉各300克，大枣100克。

调料
红糖50克。

做法
1 将红糖用温水化开备用。

2 自发面粉、玉米粉放入面盆中，倒入红糖水，搅拌成均匀的稠面糊，静置15分钟。

3 先把面糊倒入蒸盆中，抹平后再码上大枣，放入笼屉。

4 蒸锅中倒入凉水，放入笼屉，大火烧上汽后，再蒸30分钟关火。

5 静置稍凉后取出糖枣糕，切块，装盘即成。

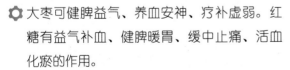

健康充电站　　　100%

✿ 大枣可健脾益气、养血安神、疗补虚弱。红糖有益气补血、健脾暖胃、缓中止痛、活血化瘀的作用。

✿ 大枣、红糖皆甘甜温润，与面食搭配，最宜脾胃虚寒冷痛、便溏腹泻、贫血、瘦弱、手脚冰凉者调养。

✿ 上火发炎、热病出血、积滞胀满、血糖偏高者少吃。

豆蔻粥

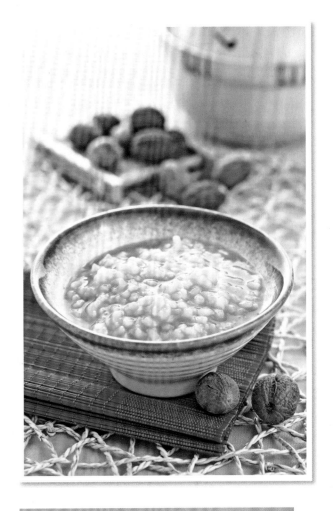

材料

肉豆蔻 5 克，姜粉 2 克，粳米 100 克。

做法

1 将肉豆蔻捣碎，研为粉。

2 粳米淘洗干净，放入锅中，加适量水，煮 30 分钟，至粥稠时加入肉豆蔻粉和姜粉，略煮即成。

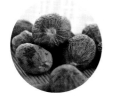

肉豆蔻

健康充电站　　　　100%

⚙ 肉豆蔻性温，可涩肠止泻、温中行气。其暖脾胃、固大肠、减轻泄利的效果好，为治疗虚寒性腹泻的常用药。

⚙ 此粥能温中健脾、行气消食、止吐泻，适合脾胃虚寒所致久泻不止、脘腹胀痛、宿食不化、食少呕吐者调养。

⚙ 有实热、阴虚火旺、大便燥结者不宜。

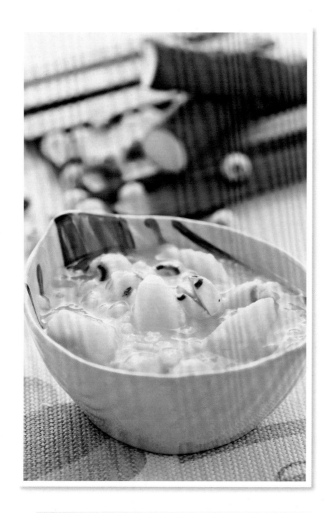

莲子山药粥

材料

去心莲子30克，粳米、鲜山药各100克。

调料

白糖适量。

做法

1 鲜山药洗净，去皮，切块；粳米淘洗干净。

2 将去心莲子放入锅中，加适量水，煮40分钟至熟软。

3 再倒入粳米和山药块，煮至粥成，调入白糖，稍煮即可。

健康充电站　　　　　100%

✿ 莲子、山药均有健脾益气、涩肠止泻的功效，常用于脾虚久泻、食欲不振。

✿ 此粥健脾和胃、益气补虚，止泻效果尤其显著，适合脾虚腹泻、食少乏力、气虚倦怠者。

✿ 男性有遗精、遗尿等遗泄症者也宜多吃。

✿ 莲子心苦寒泄泻，需去除。

✿ 气滞胀满、大便燥结者不宜。

花椒鸡丁

材料

鸡胸肉250克，花椒10克，鸡蛋清1个。

调料

淀粉、葱段、姜片各10克，料酒、酱油、白糖、盐、香油各适量。

做法

1 鸡胸肉洗净，切成丁，用料酒、鸡蛋清和淀粉抓匀、上浆。

2 锅中倒油烧热，下葱段、姜片炒香，放入鸡丁炒至变白色。

3 倒入花椒，炒出椒香，放入酱油、白糖、盐调味，淋上香油炒匀即可出锅。

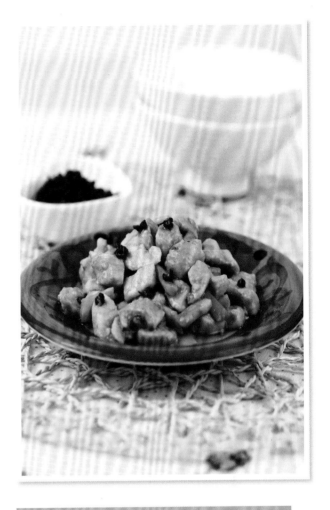

健康充电站　　　　　100%

- 鸡肉温补脾胃，花椒温中止痛。合用可起到温中散寒、燥湿止痛、止呕止泻、补益脾胃的作用，尤宜中焦虚寒者日常保健。

- 此菜适合脾胃虚寒所致的脘腹冷痛、泄泻、呕吐、不思饮食、体弱乏力者食用。

- 气血两亏、四肢不温、寒湿痹痛者宜食用。

- 此菜较辛温燥热，有阴虚内热、上火炎症、出血者均不宜多吃。

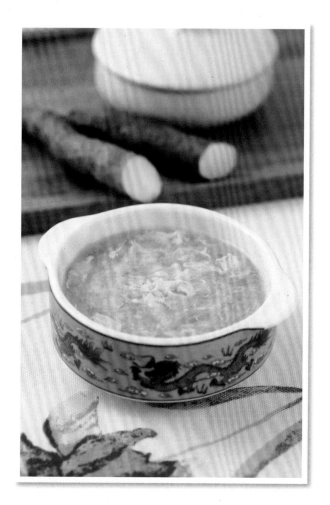

山药蛋黄汤

材料
鲜山药150克，鸡蛋黄2个。

调料
盐适量。

做法
1 将鲜山药洗净，去皮，上锅蒸熟后再捣成泥；鸡蛋黄打散。

2 把山药泥放入锅中，加适量水调成稀糊，小火加热煮沸，倒入鸡蛋黄，煮凝固，加盐调味即可。

健康充电站 　100%

- ✿ 山药是调养脾胃、气阴双补的理想食物，也有很好的止泻作用。鸡蛋黄营养丰富，补益体虚。
- ✿ 此汤有健脾和中、固肠止泻的功效，适合脾气虚弱引起的久泻不止、体形瘦弱、乏力少气、缺少食欲、面色萎黄者。
- ✿ 大便秘结以及湿热泄利者不宜。
- ✿ 鸡蛋黄胆固醇含量偏高，高血脂者不宜多吃。

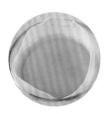

鸡蛋黄

理中汤

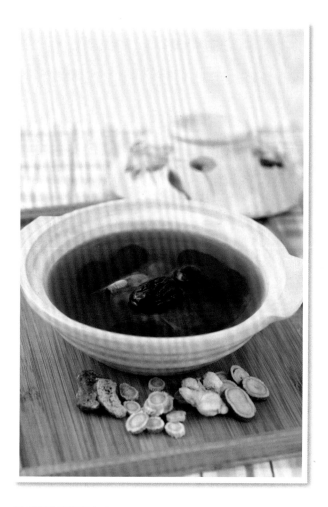

材料

党参、炒白术各10克，干姜、炙甘草各6克，大枣30克。

调料

冰糖适量。

做法

1 将党参、炒白术、干姜、炙甘草装入调料袋。

2 砂锅中放入大枣、冰糖和调料袋，加适量水，小火煮30分钟即成，倒入汤汁饮用。

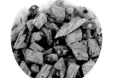

党参

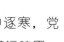

健康充电站　　　　　100%

⚙ 此方出自《伤寒论》，干姜温中逐寒，党参、白术、炙甘草补脾益气，是健运脾胃、缓解虚寒吐泻、腹痛的常用食疗方。

⚙ 适合脾阳亏虚、脾胃虚寒所致脘腹冷痛、呕吐、大便溏稀、腹泻、腹满不食、口淡无味、倦怠少气、四肢不温者饮用。

⚙ 火盛内热、阳盛者不宜。

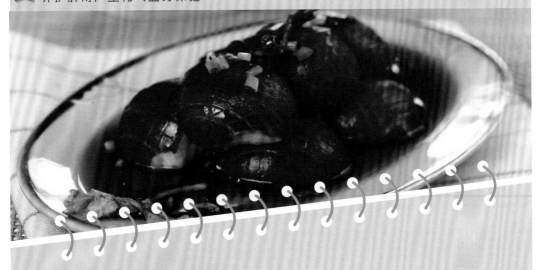

理气消积，
缓解腹胀呕逆

　　脾胃气滞容易造成气机逆乱、消化不良，出现腹胀、腹痛、胸胁痛、食欲不振、嗳气、反胃、呕吐、打嗝等症状。如果常有这些问题，可多吃些消积化滞、理气化痰的食物，如萝卜、山楂、麦芽、猪肚等食物，也可适当添加陈皮、鸡内金等药材调理。

山楂麦芽茶

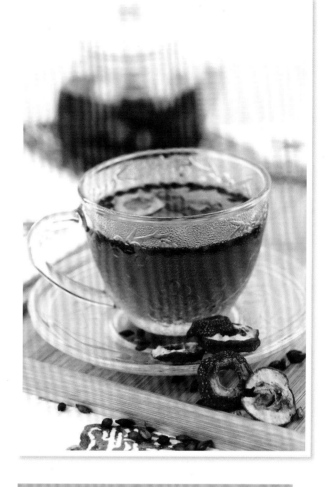

材料

山楂干3克，炒麦芽10克。

调料

红糖适量。

做法

将所有材料放入杯中，冲入沸水，浸泡20分钟后即可代茶饮用。

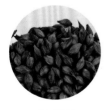

炒麦芽

健康充电站 100%

- 此茶是消食化滞的良方。山楂善消肉食之积，麦芽善消面食之积，合用功效更强。
- 此茶适合饮食失节、食滞停积所致的脘腹胀满、呕吐、嗳腐吞酸、食后即吐、吐出食谷不化之饮食、其味酸臭者。
- 胃酸过多及气虚者不宜。

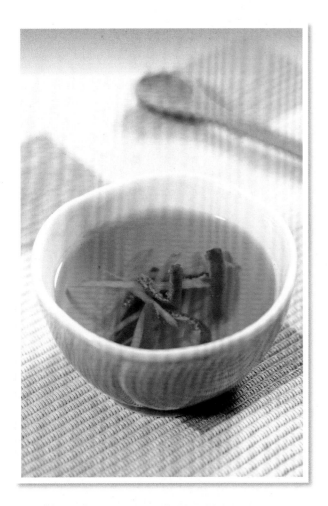

姜陈饮

材料

陈皮 10 克，生姜 7 克。

做法

1 生姜、陈皮分别切丝。
2 二者一同置于茶碗中，以沸水冲开，浸泡 15 分钟后即可代茶饮用。

健康充电站　　　　　100%

- 陈皮健脾和中、理气止痛，是常用的理气药。生姜暖胃助阳，是止呕良药。
- 此茶可健脾化湿、行气宽中、祛寒和胃、止呕止泻，适合脾胃气滞、胃寒恶心呕吐、脘腹胀满、便溏泄泻、饮食减少、消化不良者饮用。
- 此茶较温热，适用于寒性吐泻，胃热呕吐者不宜。

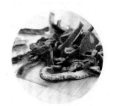

陈皮

鸡内金粥

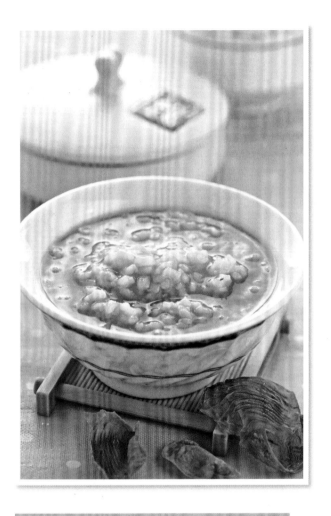

材料

鸡内金6克，粳米100克。

做法

1 将鸡内金用小火炒至黄褐色，研成细粉。

2 粳米淘洗干净，放入锅中，加适量水，煮至粥成，兑入鸡内金粉，略煮即可。

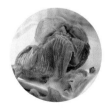

鸡内金

健康充电站　　　　　　100%

⚙ 鸡内金为鸡胗（胃）的内壁干制品。生鸡内金化结石作用更好；炒鸡内金的健脾消食导滞功效增强。一般以研末入膳为佳。

⚙ 此粥有健脾益胃、消积导滞的功效，对米、面、乳、肉等各种食积均有效，可改善食积不消、脘腹胀痛、呕吐、腹泻等症状，最宜脾胃伤食者食用。

⚙ 脾气无积滞者不宜。

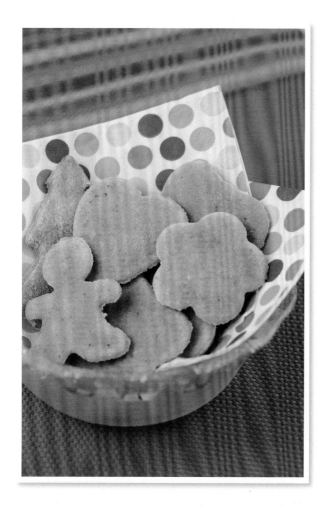

健脾消食饼

材料

面粉250克，干姜、鸡内金各20克，陈皮15克。

调料

红糖50克。

做法

1 将干姜、鸡内金、陈皮分别研成细粉，与红糖一起放入面粉中，加水和成面团，静置30分钟饧发。

2 将饧发好的面擀成大薄片，用模具刻出有造型的饼干生坯。

3 将饼干生坯码放烤盘中，放入预热的烤箱，设置烤箱温度180℃，上下火，烤制20分钟即可出炉。

健康充电站　　　100%

✿ 此饼可作为日常主食或餐间的小点心食用。常食能起到温中健脾、消食积、止吐泻的作用，最宜脾胃虚寒者日常调养。

✿ 适合脾胃虚寒所致脘腹冷痛、恶心呕吐、完谷不化、久泻久利者，尤宜虚寒吐泻者。

✿ 阴虚内热者不宜多吃。

陈皮羊肚

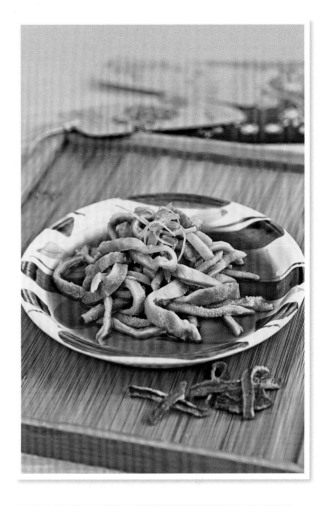

材料

卤羊肚 200 克，陈皮 30 克。

调料

豉汁、葱白各适量。

做法

1 将陈皮加水，煎取浓汁备用。

2 将卤羊肚切成丝，码盘，浇上陈皮浓汁。

3 葱白切成丝，放在羊肚上，浇上热油，爆香葱丝，再淋上豉汁，食用时拌匀即可。

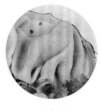

羊肚

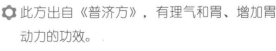

健康充电站　　　　　100%

⚙ 此方出自《普济方》，有理气和胃、增加胃动力的功效。

⚙ 此菜适合食欲不振、食少不下、反胃呕吐、胸腹满闷、脘腹胀痛者食用，是脾胃不和者日常保养的食疗佳品。

⚙ 气虚者不宜多用陈皮。

⚙ 羊肚胆固醇含量偏高，高血脂者不宜多吃。

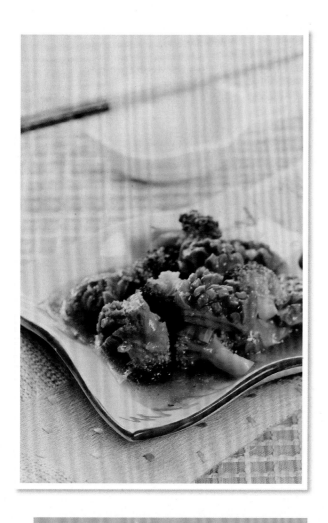

鸡胗西蓝花

材料

鸡胗200克，西蓝花100克，蒜蓉少许。

调料

花椒油10克，生抽、盐各适量。

做法

1 先把鸡胗切成2块，再切花刀，下油锅炸至表面酥脆，沥油，装盘。

2 西蓝花择成小朵，洗净，入开水锅焯熟后，置于鸡胗盘中。

3 放入蒜蓉和调料，拌匀即成。

健康充电站 100%

- 鸡胗是鸡的胃，磨碎食物的能力特别强，常食可提高胃的消化功能。
- 西蓝花富含维生素和膳食纤维，能抗氧化、通肠胃，尤其在预防胃癌方面效果较好。
- 此菜适合脾胃消化功能较弱、胃动力不足、容易食积腹胀、便秘者食用。
- 鸡胗胆固醇含量较高，高血脂者不宜多吃。

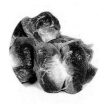

鸡胗

炝拌小萝卜

材料

樱桃萝卜200克，干辣椒20克，香葱末少许。

调料

生抽、米醋、白糖、盐、鸡精各适量。

做法

1 将樱桃萝卜洗净，先对半切开，再切花刀，放碗中，放盐腌15分钟，倒掉析出的水。

2 倒入生抽、米醋，加入白糖、鸡精，与樱桃萝卜搅拌均匀，码盘，撒上香葱末。

3 干辣椒炸成辣椒油，浇在萝卜上即可。

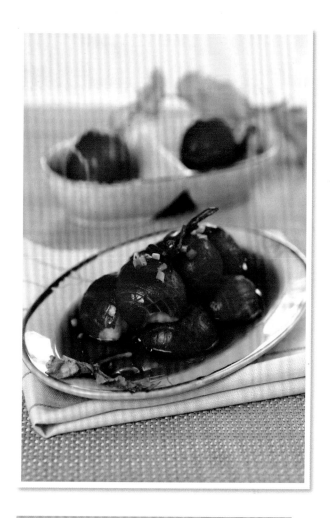

健康充电站　　　　　　100%

- 萝卜有通气宽胸、健胃消食、止咳化痰、除燥生津、解毒散瘀等功效。

- 此菜可促进肠胃蠕动，增进食欲，帮助消化，适合脾胃气滞、脘腹胀痛、呃逆、呕吐、食少、便秘者，对预防胃癌、肠癌也有好处。

- 樱桃萝卜适合凉拌生食，加些干辣椒可以调和萝卜的凉性，适用人群更广。

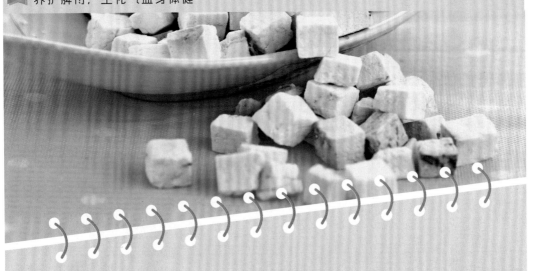

化解脾湿，
消除水肿胀满

　　脾"喜燥恶湿"，脾健则运化水湿的功能正常，脾不能化湿，就易出现腹胀、水肿、食少、肢重乏力等状况。水湿包括寒湿和湿热。如脾胃寒湿困阻，多用砂仁、草果、豆蔻、丁香、生姜、辣椒等芳香调料，可起到温脾燥湿的效果。如脾胃湿热内蕴，多用茯苓、薏苡仁、赤小豆、绿豆、鸭肉、鲫鱼、冬瓜等食材，可起到清热利尿、除湿消肿的作用。

茯苓薏米粥

材料

白茯苓、薏苡仁各20克，糯米100克。

调料

白糖适量。

做法

1 薏苡仁、白茯苓一起放入锅中，加适量水，煮30分钟。

2 倒入糯米，续煮30分钟至粥成。

3 吃时加白糖调味。

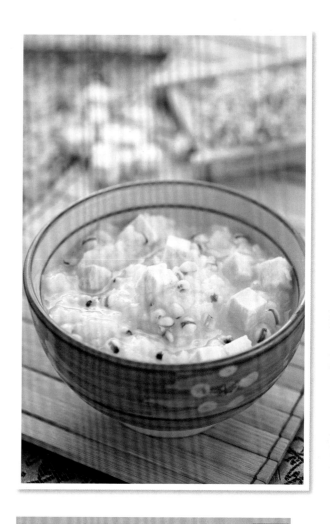

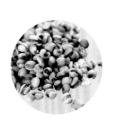

薏苡仁

 健康充电站　100%

- 茯苓、薏苡仁均是健脾利湿、利尿消肿的好材料。

- 此粥可健脾补中，除湿热，消水肿。适合脾虚湿盛所致的水肿腹胀、小便不利、食少泄泻、倦怠乏力者食用，尤宜湿热水肿者。

- 尿频、尿多、津液干枯、虚寒精滑者不宜多吃。

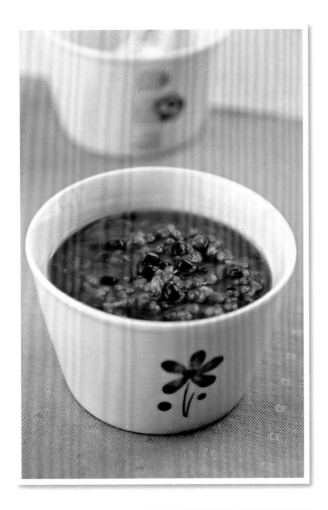

红豆粥

材料

赤小豆30克，粳米100克。

调料

白糖适量。

做法

1 将各材料分别淘洗干净。

2 锅中放入赤小豆，加入适量水，小火煮20分钟，倒入粳米续煮30分钟即可。

3 吃时放白糖调味。

健康充电站　　　100%

⚙ 赤小豆是利水消肿、清热解毒的佳品，可通小肠，利小便，行水散血，消肿排脓。

⚙ 此粥适合湿热内蕴所致水肿腹胀、小便不利、黄疸、脚气者食用。

⚙ 皮肤疮疖化脓、湿毒痒疹、湿重肥胖者也宜食用，有美容瘦身的作用。

⚙ 赤小豆久食令人瘦，故津枯干瘦者不宜。

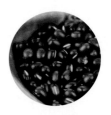

赤小豆也叫红豆

砂仁肚丝

材料

砂仁10克，猪肚200克，香菜段适量。

调料

胡椒粉、料酒、水淀粉、盐各适量。

做法

1 将猪肚洗净，下沸水锅焯透，捞出刮去油，切成丝。

2 锅中放入砂仁，加适量水，煮20分钟，滤渣留汤。

3 放入肚丝，加料酒、胡椒粉、盐调味，勾芡，放入香菜即可装盘。

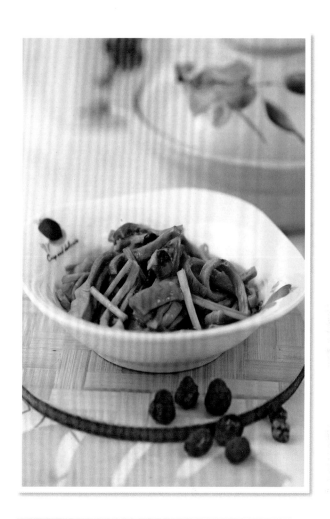

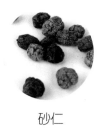

砂仁

健康充电站 100%

⚙ 猪肚健脾养胃，砂仁辛温芳香、化湿醒脾。此菜有温中化湿、行气止痛、和胃醒脾的功效，适合脾胃不和、寒湿气滞所致脘腹冷痛、胀闷不适、食欲缺乏、呕吐泄泻者。

⚙ 脾胃虚寒、慢性胃炎、胃溃疡、十二指肠溃疡、胃下垂等胃病患者宜常食。

⚙ 阴虚血燥、体内有热者慎用。

⚙ 猪肚胆固醇含量较高，高血脂者应限量。

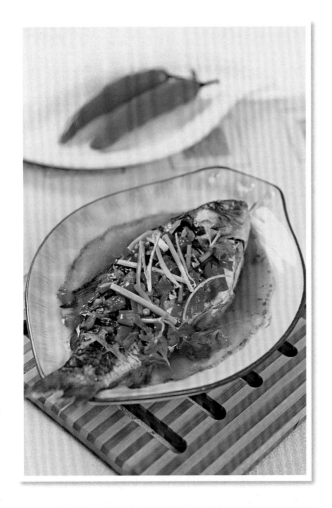

剁椒鲫鱼

材料

鲫鱼1条，香菜段、葱丝各适量。

调料

剁椒酱、料酒、盐各适量。

做法

1 将鲫鱼制净，在鱼身两侧切花刀，抹匀料酒、盐，码放到蒸盘上，撒匀剁椒酱，上蒸锅，用旺火蒸10分钟。

2 取出蒸盘，撒上葱丝、香菜段，浇上热油即成。

健康充电站　　　　100%

✿ 鲫鱼有健脾开胃、利水除湿的功效，适合脾胃虚弱、水肿腹胀、小便不利、食欲不振、体虚乏力、精神倦怠者食用。

✿ 剁椒有一定的辛温燥湿作用，适合体内有寒湿的人常食。

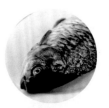

鲫鱼

冬瓜绿豆汤

材料

绿豆50克，冬瓜150克。

调料

盐适量。

做法

1 绿豆提前浸泡；冬瓜去皮、瓤，切片。

2 锅中放入绿豆和适量水，小火煮30分钟，至开花时放入冬瓜片，续煮5分钟，放入盐调味即可。

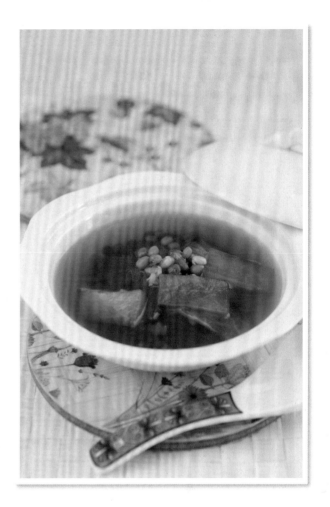

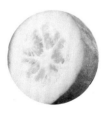

冬瓜

健康充电站　　　100%

- 绿豆清热解毒、除热利水，冬瓜利水除湿。常饮此汤可清内热、消水肿、解湿毒、去油脂，排痰解脓。
- 此汤适合脾胃湿热内蕴所致腹胀水肿、尿少色黄、饮食不下、三高肥胖者食用，也是夏季暑热时调养脾胃、去除湿热的良方。
- 脾胃虚寒、腹泻者不宜多吃。

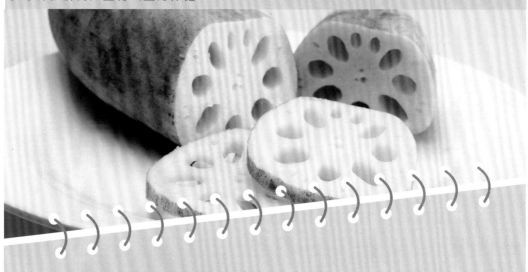

调养胃病，
不犯胃炎溃疡

　　各类胃病都是男性的高发疾病，男性更要加强养护胃的健康。胃病多为慢性疾病，"三分治，七分养"，因此，日常饮食调养是重中之重。如能保证生活和饮食规律，进食温和熟软、清淡适度，再多吃些养胃食物，如主食谷粮、薯类、根茎类食物、牛奶、白菜等，就能有效防治胃病，让其不发作、少发作。

八珍糕

材料

糯米粉500克，山药、白扁豆、薏苡仁、莲子、芡实、茯苓各30克。

调料

白糖100克。

做法

1 将山药、白扁豆、薏苡仁、莲子、芡实、茯苓研末成粉，与糯米粉和白糖混合，加适量水拌匀，至用手攥能成块、松手能散的程度。

2 把拌匀的粉装入模具中，压实，再把模具放入蒸锅，大火蒸40分钟即可。

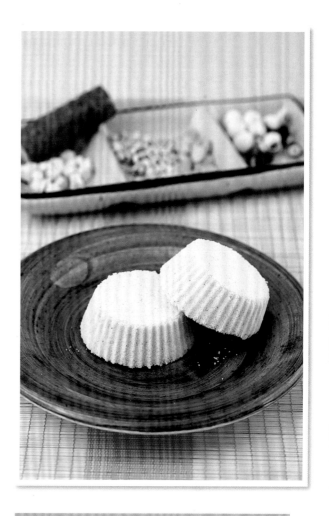

健康充电站   100%

- 此方适合脾胃虚弱、虚劳羸瘦、食欲不振、久泻不止者常食，可作为脾胃疾病患者的日常保健食品。

- 健康者或亚健康人群均宜食用，久服可强身，老人、体弱者尤为适宜。

- 此糕偏于补益，积滞较重、大便燥结者不宜多吃。

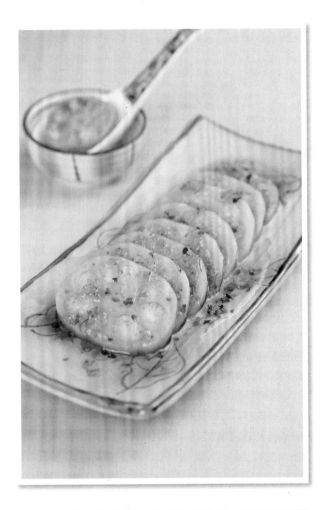

桂花糯米藕

材料

莲藕250克，糯米200克。

调料

糖桂花酱适量。

做法

1 提前将糯米洗净，用清水浸泡一夜。

2 莲藕去外皮，洗净，在距一头2厘米处切开，连水带米灌入藕孔，至八九成满，盖上盖子，用牙签扎牢。

3 锅中放入莲藕，加水没过莲藕，小火煮1小时，捞出莲藕，放凉。

4 放入冰箱冷藏2小时后取出，切片，码盘，浇上糖桂花酱即成。

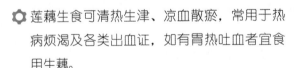

健康充电站　　　　　100%

✿ 莲藕生食可清热生津、凉血散瘀，常用于热病烦渴及各类出血证，如有胃热吐血者宜食用生藕。

✿ 煮熟后的莲藕可健脾开胃、益血生肌、消食止泻，除烦解酒毒，是养护脾胃的温和滋补品，各类脾胃不和、食少吐泻等胃病患者均宜常食。

卤水金钱肚

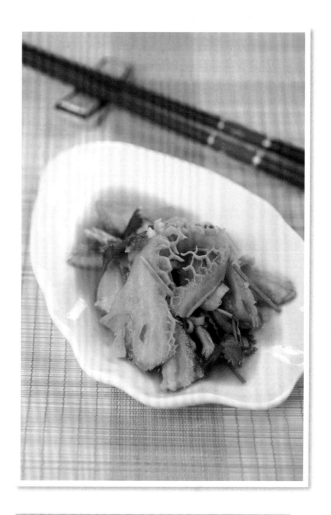

材料

卤水金钱肚200克，香菜段、蒜蓉、红椒末各5克。

调料

酱油、米醋、香油、白糖、盐、鸡精各适量。

做法

1 将所有调味料调成调味汁。

2 卤水金钱肚切成长条后码放盘中，淋上调味汁，撒上香菜段、蒜蓉、红椒末，吃时拌匀即可。

健康充电站　　　100%

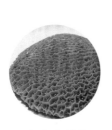

卤水金钱肚

💮 金钱肚又称蜂窝肚，是牛的四个胃之一。有健脾开胃、促进运化、消食养胃的作用。

💮 此菜适合脾胃虚弱、气血不足、营养不佳、消化不良、虚劳羸瘦者常食。各类胃病患者食用，可起到防止胃病发作、缓解不适症状的作用。

💮 金钱肚胆固醇含量偏高，高血脂者少吃。

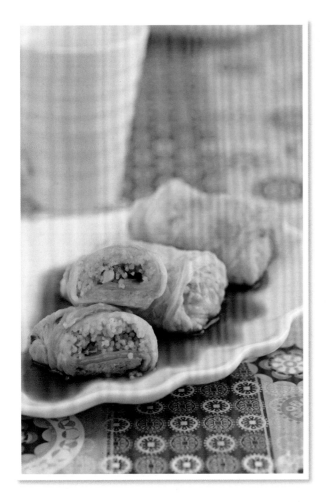

小米白菜卷

材料

白菜叶5张，小米100克，水发香菇、冬笋各30克。

调料

蚝油20克，香油、白糖、盐、鸡精各适量。

做法

1 小米淘洗干净，浸泡一夜，沥水；冬笋和水发香菇分别洗净，切成碎粒。

2 将小米、冬笋粒、香菇粒放入调配碗中，加入盐和鸡精拌匀成馅料。

3 白菜叶焯烫后铺平，放上馅料，卷成菜卷，码入蒸盘，上蒸锅大火蒸15分钟后取出。

4 用蚝油、白糖、香油和少许水制成味汁，浇在菜卷上即可。

健康充电站 100%

- 小米和白菜都有滋阴养胃、助消化的作用。香菇和冬笋富含膳食纤维，可调理肠胃。此菜将主食与蔬菜搭配制作，不仅营养全面，还改善了口味。

- 此菜可健脾益气、畅通肠胃、养阴补虚，尤其适合脾胃虚弱、消化功能不佳、食少以及胃热、实火盛者日常调养，对预防肠胃肿瘤也十分有益。

延缓老化，防病抗衰更年轻

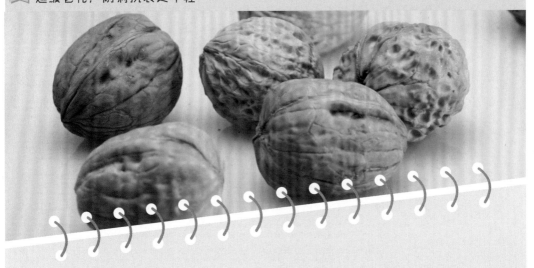

耳聪目明，
发黑不健忘

衰老的直接表现就是感官的退行性改变。视力模糊昏花、听力下降、须发花白、日渐稀疏、牙齿脱落、记忆力下降等，使人对外界的感知和判断能力变差了。要想让衰老来得慢一点，就要尽早调养。多吃些益肾填精、补益肝血、抗老防衰的食物十分有效。每天补一点，日久就会发现，你比同龄人更年轻。

枸杞酒

材料

枸杞子50克，白酒350毫升。

做法

1 将枸杞子洗净，浸入白酒中，盖紧瓶口，密封存放。

2 15天后开瓶，每日酌量小饮1杯，切勿醉。

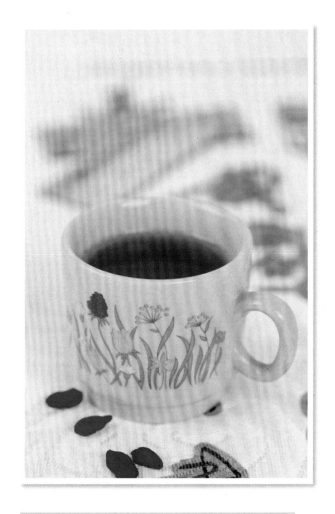

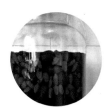

枸杞子泡酒

健康充电站　　　　　100%

⚙ 久服枸杞酒，可补精气不足，益人颜色，明目安神，益智健脑，坚筋强骨，令人轻身不老、耐寒暑，尤宜中老年男性常饮保健。

⚙ 酒可散瘀通络，有利于活化气血、增强药效、祛寒止痛。但饮酒不可过度，白酒每天不宜超过25毫升，少量勿醉为宜。

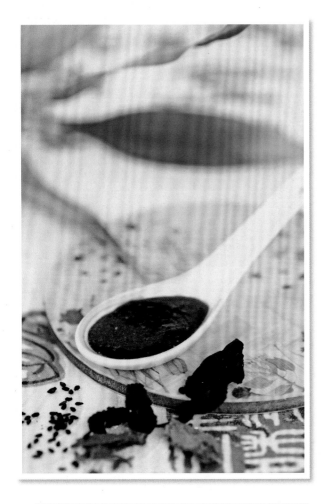

芝麻桑椹膏

材料
黑芝麻、桑椹、生地黄、桑叶各100克。

调料
蜂蜜适量。

做法
1 将所有材料共研成粉末，加蜂蜜调匀后，装瓶封口，放入冰箱中保存。
2 每次取15克蜜膏，用白开水送服。

 健康充电站　　　100%

⚙ 常服此蜜膏，可补益肝肾、滋阴养血、生津除热、润燥通便、健脑生髓、乌发明目、益精补虚、美容润肤、延缓衰老。尤宜须发早白脱落、眼目昏花、脑力衰退、大便秘结、肌肤失养者。

⚙ 此膏适合中老年人保健食用，每日2次，早晚各服1次，抗衰老效果好。

⚙ 肠滑腹泻者不宜多服。

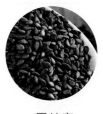

黑芝麻

什锦玉米糊

材料

玉米粉200克，大枣、炒核桃仁、炒花生仁、炒黑芝麻各20克，葡萄干15克。

调料

白糖适量。

做法

1 将大枣切两半；炒核桃仁、炒花生仁分别捣碎。

2 锅中放入大枣和葡萄干，加适量水，烧开后改小火，煮20分钟，撒入玉米粉，边撒边搅拌成糊，放入白糖，续煮2分钟即可。

3 将煮好的玉米糊盛入碗中，撒上核桃碎、花生碎和黑芝麻，即成什锦玉米糊。

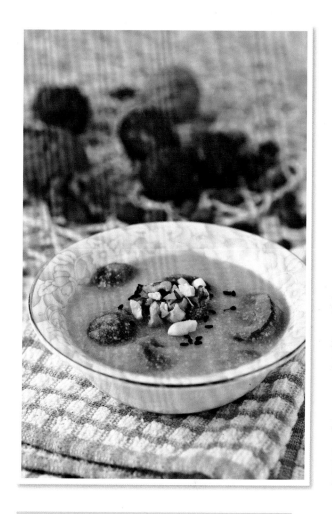

健康充电站　　　　　　100%

⚙ 玉米能补脾健胃、养血安神，兼以益肾。

⚙ 此什锦糊可养血通络，补益脑髓，润发明目，适合中老年人经常食用，以提高免疫力延缓衰老。

⚙ 玉米属粗粮，肠胃功能弱者应适当少食。

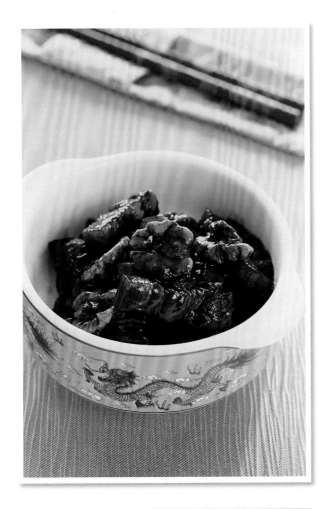

核桃红烧肉

材料

猪五花肉250克，核桃仁30克，姜片、葱段各10克。

调料

料酒、酱油、白糖、盐各适量。

做法

1 猪五花肉洗净，切块，入开水锅焯烫后，捞出备用。

2 锅中倒入油烧热，下葱段、姜片炒香，放五花肉煸炒2分钟。

3 倒入酱油上色，加适量水，放入料酒、白糖、盐、核桃仁，小火炖煮1个小时，大火收浓汁即可。

健康充电站　　　　　100%

- 核桃仁有补肾温阳、健脑益智、润燥通肠的功效。猪肉可滋阴养血、增强体力。

- 此菜适合年老体虚、瘦弱乏力、大脑萎缩、老年痴呆、皮肤干皱、毛发枯槁早白、肾虚腰痛、耳鸣、尿频、虚喘、便秘者食用。

- 此菜热量高，肥胖及糖尿病患者不宜多吃。

腰果虾仁

材料

鲜虾仁150克，腰果15克，黄瓜、胡萝卜各50克，姜末少许。

调料

料酒、水淀粉各15克，盐、鸡精各适量。

做法

1 将黄瓜、胡萝卜分别洗净，切成小丁；腰果下油锅炸熟备用。

2 将鲜虾仁挑去虾线，清洗干净，用料酒、水淀粉上浆后下温油中，滑熟备用。

3 锅中倒入油烧热，下姜末爆香，放虾仁、腰果、黄瓜丁、胡萝卜丁，快速翻炒，放盐、鸡精炒匀即可出锅。

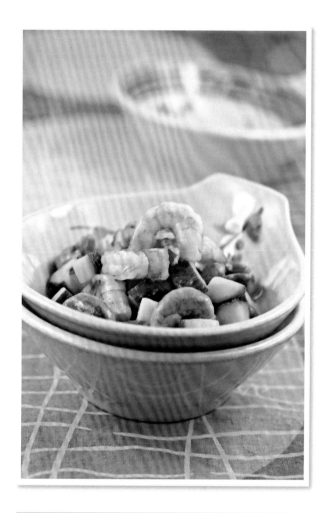

健康充电站 100%

✿ 虾肉增营养，助阳气。腰果益肾填精，有健脑、润肤作用。胡萝卜补益气血，润燥明目。

✿ 常吃此菜可延缓衰老、健脑益智、润肠通便、润肤荣发、明目护眼、延缓性功能下降，尤其适合中老年男性保健。

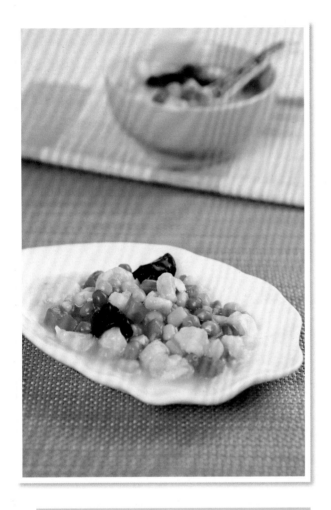

熘鱼丁

材料

鱼肉200克，水发木耳、胡萝卜丁、玉米粒、豌豆各30克，姜末、葱末各少许。

调料

糟卤40克，料酒、白糖、盐、胡椒粉、淀粉各适量。

做法

1 鱼肉切成丁，加料酒、淀粉抓匀上浆。

2 把木耳、胡萝卜丁、豌豆、玉米粒一起焯水备用。

3 炒锅倒入油烧热，下葱末、姜末炝锅，加少许水，倒入糟卤，煮沸，放入鱼肉丁滑散，开锅后撇净浮沫，放入木耳、胡萝卜丁、豌豆、玉米粒，加入白糖、盐、胡椒粉调味，勾芡后即可出锅。

健康充电站　　　　100%

⚙ 鱼肉高蛋白、低脂肪、多维生素和矿物质、易消化吸收，是滋阴养血、健脑益智的佳品。各类河鱼、海鱼均可，摘净鱼刺为宜。

⚙ 胡萝卜、豌豆、玉米、木耳都是益气养血的食材，搭配鱼肉，荤素相宜，营养丰富，五色齐全，口感软烂，尤宜老人体弱者补益气血、健脑明目、强身健体。

鱼头汤

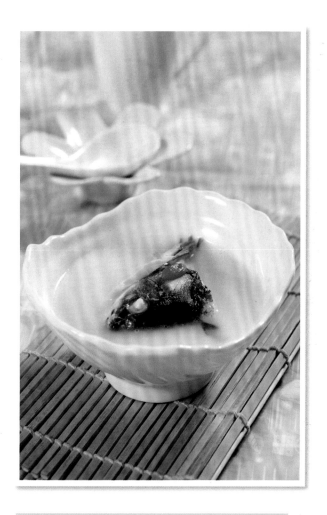

材料

冬笋20克，鲤鱼头1个，姜片、葱段各10克。

调料

料酒、盐、胡椒粉各适量。

做法

1 将鱼头处理干净；冬笋切片。

2 砂锅中放入鱼头，加适量水烧开，撇净浮沫。

3 放入冬笋、料酒、姜片、葱段，小火炖煮20分钟。

4 拣出葱段、姜片，放入盐和胡椒粉调味即成。

健康充电站   100%

✿ 鱼头对保护心血管、健脑、延缓脑力衰退均有好处。鱼鳃下边的肉呈透明的胶状，富含胶原蛋白，能够对抗人体老化及修补身体细胞组织。

✿ 此汤适合血压偏高、头痛、头晕目眩、眼目昏花、失眠、健忘、智力衰退、精力不济、身心疲劳、用脑及用眼过度者食用。

✿ 鲤鱼是发物，有过敏性皮肤病者慎食。

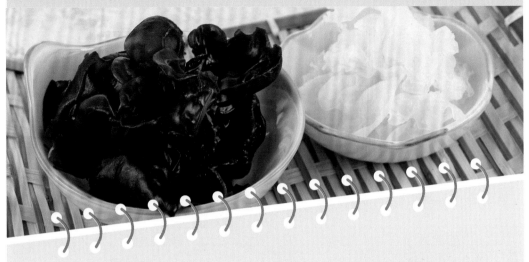

预防"三高"，保护心血管

　　心血管疾病是中老年比较普遍的慢性病。由于人体代谢能力变差，脂代谢、水液代谢、糖类代谢等都出现异常，不能及时排泄掉的痰湿积存体内，就易引起高血压、高血脂、高血糖、血管硬化。要想预防三高，就要从饮食入手，多吃高蛋白、高纤维、低热量、低油脂、低胆固醇的食物，以维护心血管的健康。

西芹雪梨
山楂酱

材料

西芹梗150克，梨肉200克。

调料

山楂酱、白糖、蜂蜜各适量。

做法

1 西芹梗洗净，切成长段，入开水锅焯烫后，捞出备用；梨肉切成小丁。

2 把梨丁放入碗中，加入山楂酱、白糖、蜂蜜搅拌均匀，填入西芹的凹槽中，码盘即成。

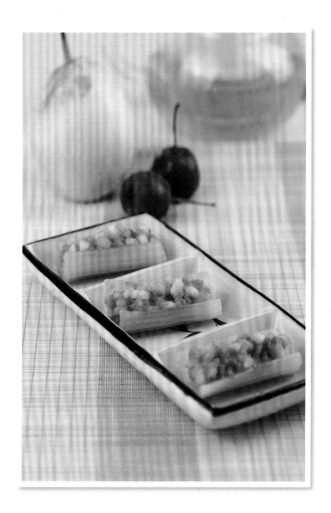

健康充电站 100%

○ 芹菜可清热除烦，是天然降压药。梨肉生津止渴、凉血清热。山楂化瘀血、消积滞。

○ 此菜能降血压、降血脂、降血糖、软化血管、促进消化，适合饮食油腻、脾胃运化不佳、烦热口渴的三高、肥胖者。

○ 脾胃虚寒、腹泻者不宜多吃。

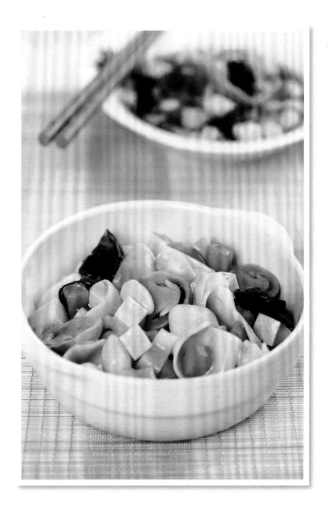

罗汉素面

材料

菱形干面片100克，豆腐干、笋尖、胡萝卜、草菇、水发木耳、白果仁各30克，菌高汤适量。

调料

酱油、盐、香油各适量。

做法

1 煮锅中加适量水烧开，下菱形干面片，煮一沸就捞出，过凉水备用。

2 炒锅倒入油烧热，放入豆腐干、笋尖、胡萝卜、草菇、水发木耳、白果仁略炒，加适量菌高汤、酱油和水烧开，放入面片，中火烧煮5分钟，至面片熟透、汤汁浓稠时加盐调味，淋香油出锅。

健康充电站　　　　　100%

✿ 素面的配菜里包括豆制品、绿色及红色蔬菜、菌菇类食物、坚果种仁类食物等，种类丰富，五色齐全，营养完整，可起到滋养五脏、补益气血的作用。

✿ 此面清淡爽口，远离肥甘油腻，容易消化，非常适合三高、肥胖及心血管疾病患者食用。

苦瓜冬笋炒肉丝

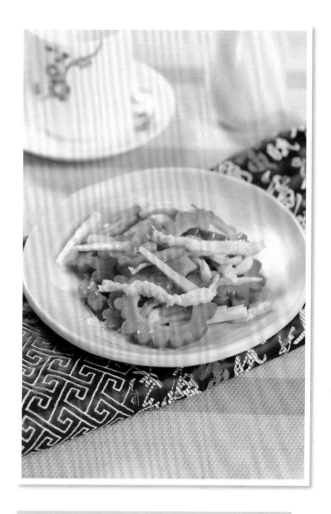

材料

苦瓜250克，猪里脊100克，冬笋50克，葱花少许。

调料

淀粉、盐、胡椒粉各适量。

做法

1 将苦瓜对半切开，挖去瓜瓤，清洗干净，横刀切成片；冬笋洗净，切成丝。

2 猪里脊洗净，切成丝，用淀粉抓匀，入温油中滑熟，沥油，备用。

3 炒锅中倒入油烧热，下葱花炒香，放入苦瓜和冬笋，翻炒至断生，放入肉丝，加入盐、胡椒粉，快速炒匀即可出锅。

健康充电站 100%

✿ 苦瓜有清热降火、开胃健脾、利尿活血、清心明目、降血糖的功效。猪里脊养血滋阴。冬笋开胃健脾，化痰通便。

✿ 此菜适合患有糖尿病及心血管病者，能起到稳定血糖、降低血压和血脂的作用。饮食油腻、痰湿水肿、肥胖多脂者也宜常吃。

✿ 脾胃虚寒腹泻、气虚瘦弱者不宜多吃苦瓜。

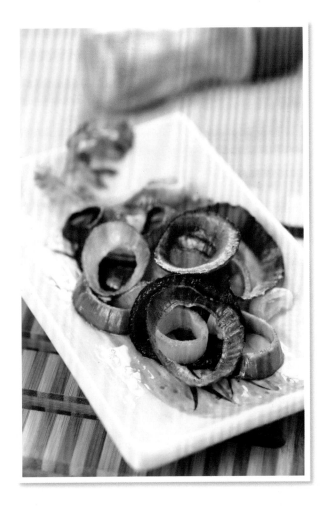

烤洋葱圈

材料

紫洋葱200克。

调料

花椒粉、胡椒粉、盐各适量。

做法

1 花椒粉、胡椒粉和盐混合成椒盐备用。

2 紫洋葱去根和外皮，在横断面每间隔5毫米切一刀，一层层拆开，制成洋葱圈。

3 把洋葱圈散放在烤盘上，刷匀油，撒上椒盐，放入预热的烤箱，设定温度210℃，双面烤5分钟。

4 取出烤盘，洋葱翻面，再刷些油，撒上椒盐放入烤箱，续烤5分钟即成。

健康充电站　　　100%

⚙ 洋葱可提高代谢能力，降低血脂和血压，预防动脉硬化、心梗、脑血栓等心血管疾病。高血压、高血脂、高血糖、动脉硬化、冠心病患者均宜食用。

⚙ 洋葱还有提神醒脑、缓解压力，辅助杀菌消炎、预防感冒、防衰老、抗肿瘤等作用，是适合中老年人的保健食物。

⚙ 患皮肤病及眼疾者不宜多吃。

海蜇白菜心

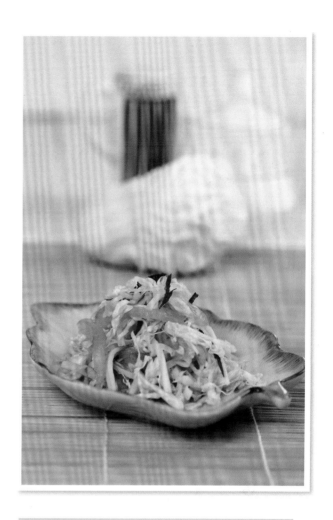

材料

白菜心250克，海蜇100克，炒花生仁30克，干辣椒1个。

调料

米醋、生抽、白糖各适量。

做法

1 海蜇、白菜心分别洗净，切成丝；炒花生仁捣碎；干辣椒切成丝，炸成辣椒油。

2 将白菜丝、海蜇丝、花生碎放入碗中，放入辣椒油和各调料拌匀后装盘即可。

海蜇

健康充电站   100%

- 海蜇可清热化痰、消积通便，现代常用于防治高血压病。白菜心可通利肠胃、生津止渴、利尿降压。
- 此菜有助于促进人体代谢，降血压、降血脂、降血糖，清热除烦，止渴生津，提高免疫力。适合消化不良、三高、肥胖者，尤宜高血压、糖尿病患者常食。
- 脾胃虚寒、腹泻者不宜多吃。

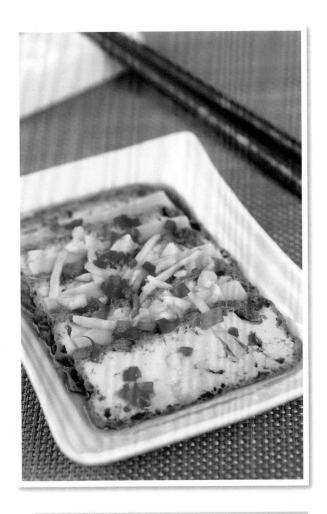

菌菇蒸豆腐

材料

卤豆腐、杏鲍菇各100克，泡辣椒、姜丝、蒜蓉各适量。

调料

蚝油、生抽、香油各适量。

做法

1　把姜丝、蒜蓉放入调料碗，加入各调味料，制成调味汁。

2　卤豆腐切成厚片；杏鲍菇洗净，切成片，入沸水锅焯烫至熟，捞出沥干。

3　将卤豆腐片和杏鲍菇片间隔码放到盘中，淋上调味汁。

4　泡辣椒切碎，用热油炸过，浇在上面即成。

健康充电站 　　　　100%

✿ 菌菇类食物是清血脂的高效食材。豆腐在补益气血的同时，还能降低胆固醇，有保护心血管的作用。

✿ 此菜益气养血、滋阴润燥，适合气虚乏力、又血脂偏高的心血管病患者补益。

✿ 此菜补钙壮骨的效果也不错，且口感很软烂，非常适合老年人保健。

✿ 尿酸高、痛风患者不宜多吃。

木耳海参汤

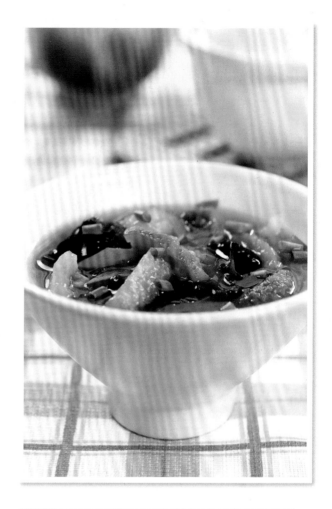

材料

水发海参100克，水发木耳50克，胡萝卜30克，香葱末少许。

调料

生抽、米醋各10克，香油适量。

做法

1 将水发海参去内脏，洗净，切成块。

2 水发木耳择洗干净；胡萝卜洗净，去皮，切片。

3 锅中倒入适量水，大火烧开，放入海参块、胡萝卜片和木耳，改小火煮10分钟，加生抽、米醋调味后盛入汤碗，淋香油，撒上香葱末即可。

健康充电站

✿ 黑木耳有养血润燥、活血止血、软化血管、通肠利便的作用，是降血脂的天然良药。

✿ 海参是补肾益精、养血润燥、补虚壮阳的滋补品，适合体虚乏力的中老年人补益。且高蛋白、低脂肪、低胆固醇，不会给心血管增加负担。

✿ 此菜尤宜三高、肥胖、便秘，而又身体虚弱的老年人食用。

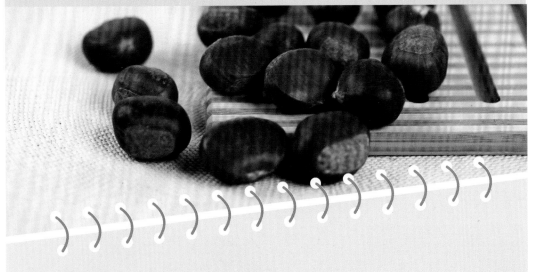

腰腿有力，
骨质不疏松

中老年人骨质疏松非常多见，随着年龄增长，骨钙流失也加快了，多多少少会有腰腿酸软疼痛、关节痛、腰弯背驼的状况，还容易发生骨折。如能在饮食中加强补肾壮骨，多吃富含钙及胶原蛋白的食物，对延缓骨骼退行性改变会有很大帮助。

栗子奶茶

材料

熟栗子肉 30 克,牛奶 150 毫升。

调料

白糖适量。

做法

1 将熟栗子肉剁碎，放入打汁机中，倒入牛奶和适量水，搅打成汁。

2 倒入杯中，加入白糖，搅拌均匀即可饮用。

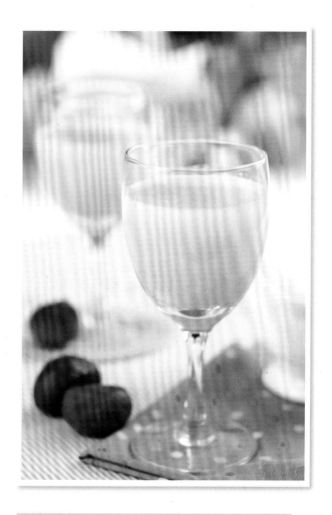

健康充电站　　　　　　100%

- 栗子有厚肠胃、补肾气、壮筋骨的功效。牛奶是高钙食物，是防治骨质疏松的佳品。

- 此饮适合脾肾虚弱、气虚乏力、骨质疏松、腰脚痿软、筋骨关节疼痛、泄泻、反胃、消化道溃疡者。

- 栗子、牛奶皆易胀气，脾胃气滞胀满、大便秘结者不宜。

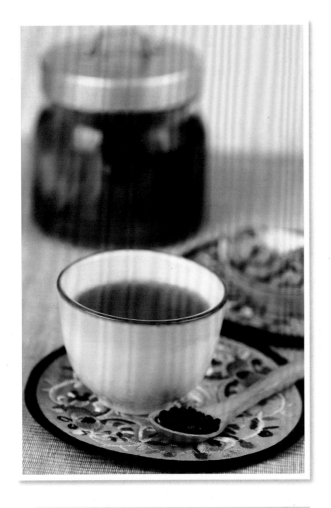

补骨脂酒

材料

补骨脂（盐炒）50克，核桃仁50枚，大蒜、生姜各20克，白酒1000毫升。

做法

1 将大蒜去皮，洗净，晾干后切碎；生姜洗净，晾干后切碎；核桃仁捣碎。

2 将各材料都装入料包，封好。

3 把料包放入广口瓶，灌入白酒，密封严，在阴凉通风处放置，15天后即可饮用。

4 酌量小饮，勿醉为宜。

健康充电站　　　　　100%

- 补骨脂有补肾壮阳、固精缩尿、温脾止泻等功效。核桃仁可温补肾阳。

- 此酒能补益肾气，健腰壮骨，适合肾阳虚衰、风冷侵袭所致腰膝冷痛、老年腰腿虚寒疼痛、转侧不利、足膝软弱者。

- 男子腰疼膝冷囊湿、肾虚阳痿、遗精、遗尿、尿频、脾虚泄泻者也宜饮用。

- 阴虚火旺、大便秘结者忌服。

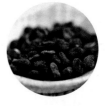

补骨脂

核桃大枣夹

材料

大枣100克，核桃仁50克，熟芝麻适量。

调料

蜂蜜适量。

做法

1 大枣从中间切开，切到2/3左右处即可，去除枣核。

2 核桃仁放入烤箱，温度设为180℃，烤5分钟，取出。

3 把核桃仁夹入大枣内，码盘，淋上蜂蜜，撒上熟芝麻即可。

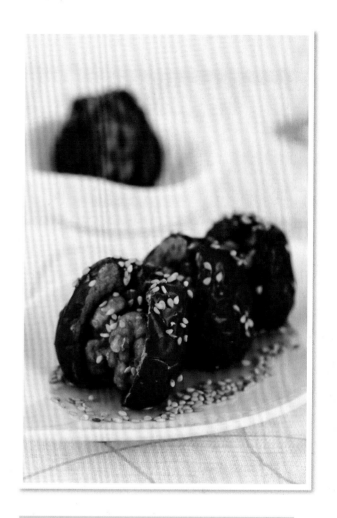

健康充电站 100%

⚙ 大枣补脾益气，养血润燥；核桃仁益肾助阳；芝麻滋阴养血、补钙壮骨。

⚙ 这道小点能补益肝、脾、肾，是补钙补血、健身强体、延缓衰老的良方，适合气血不足所致筋骨痿软、体弱形瘦、形寒肢冷、肌肤毛发失养、早衰、免疫力差者常食。

⚙ 此点热量较高，积滞胀满、湿热内蕴、肥胖、糖尿病患者不宜多吃。

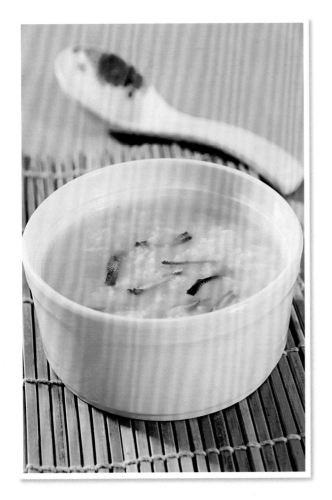

黄鳝粥

材料
鳝鱼肉100克，粳米100克。

调料
盐适量。

做法
1 将粳米淘洗干净；鳝鱼肉洗净，切成丝。
2 煮锅中加适量水，煮开后倒入粳米，煮30分钟。
3 放入鳝鱼丝滑散，再煮沸后，加盐调味即可。

健康充电站　　　　　100%

⚙ 鳝鱼可补气血、治虚损、强筋骨、除风湿，有活血通络的作用。

⚙ 此粥有很强的补益功能，适合气血不足、体质虚弱、体倦乏力、风湿肢体酸痛、腰脚无力、腰痛者食用。

⚙ 吃鳝鱼最好现杀现烹，死鳝不宜食用。

杜仲烧羊肉

材料

羊肉250克，杜仲20克，葱段、姜片各适量，葱花少许。

调料

酱油、料酒、盐适量。

做法

1 将杜仲掰成小块，洗净，装入调料袋中。

2 羊肉切成3厘米见方的肉块，入开水锅焯烫后，捞出备用。

3 将羊肉放入锅中，加适量水煮沸，放入杜仲料包、葱段、姜片、料酒、酱油和盐，小火煮1小时。

4 取出调料袋，拣出葱段、姜片，盛入碗中，撒上葱花即可。

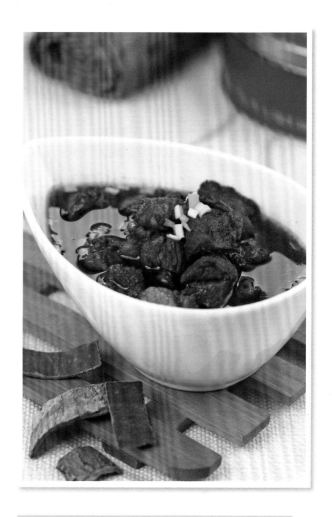

健康充电站　　　　　100%

- 杜仲有补肝肾、益精气、强筋骨的功效。搭配健脾益肾的羊肉，能起到补益肾气、强腰健骨的作用。

- 此菜适合肾虚腰痛、足膝痿弱、阳痿、小便余沥、形体瘦弱、手脚冰冷者食用。

- 羊肉热性较大，杜仲也是温补之品，故暑热天、发热及热性病、阴虚火旺者均不宜。

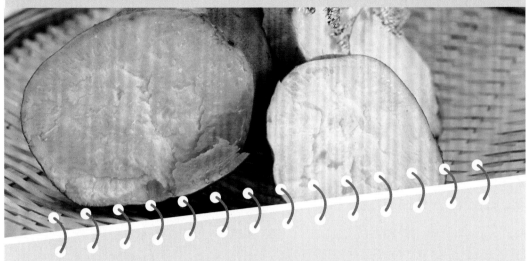

改善便秘痔疮，防肠癌

　　长期便秘不但会引起痔疮发作，还是诱发肠癌的一大因素。所以，中老年男性要特别注意便秘问题。老年人的便秘往往是气血虚弱、肠燥津枯导致的，如果一味地泄热通便、滥用泻药，易造成虚上加虚，纵然一时见效，日后必然使便秘日重。最好采用润燥通肠或补肾通便的方法，多用蜂蜜、松子仁、甜杏仁、桑椹、黑芝麻、核桃仁等柔润滑利的食物，既能生津润燥、补益虚损，又能通利大肠。

菠菜蜂蜜饮

材料

菠菜100克，蜂蜜15克。

做法

1 菠菜择洗干净，切段，入开水
锅焯烫至熟。

2 捞出菠菜放入打汁机，加适量
水，搅打成汁。

3 菠菜汁倒入杯中，加入蜂蜜搅
拌均匀即可。

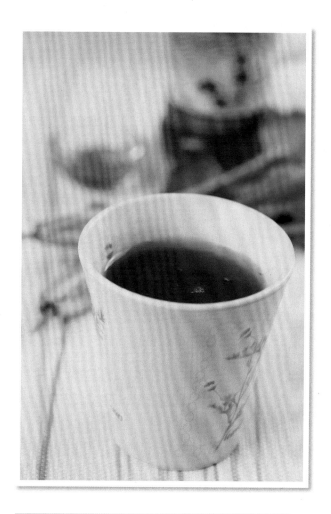

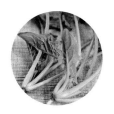

菠菜

健康充电站　 100%

🔩 蜂蜜有很好的润肠燥、排肠毒、清宿便的作
用，肠燥便秘者内服、外用皆宜。菠菜可养
血润燥，通肠导便，防治痔疮。

🔩 此饮适合大便涩滞不通、痔疮发作、出血
者，对各类便秘均有效，尤宜老年便秘、痔
疮患者。

🔩 脾虚肠滑、便溏、腹泻者不宜。

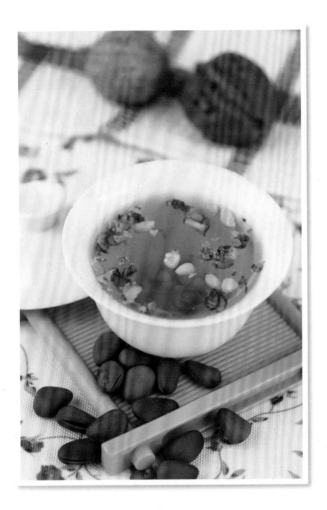

松仁核桃饮

材料
松子仁、核桃仁各10克。

调料
蜂蜜适量。

做法
1 将松子仁、核桃仁研成粉。
2 把粉倒在杯中，冲入沸水，待
 晾温后调入蜂蜜饮用。

健康充电站　　　　100% ▮

- 松子仁、核桃仁、蜂蜜均是柔润多脂、润肠
 通便的良药。合用可润肠燥、益肺气、补肾
 亏，是老人体虚便秘的保健良方。
- 此饮适合津枯肠燥便秘者，尤宜老年人体虚
 所致的习惯性便秘、顽固性便秘。容颜早
 衰、脑力衰退、肺燥咳嗽者也宜饮用。
- 脾虚便溏、腹泻、痰湿、肥胖多脂者不宜。

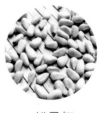
松子仁

甘薯粥

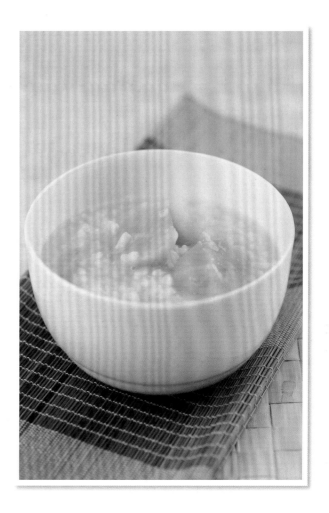

材料

甘薯100克，糯米100克。

调料

白糖适量。

做法

1　将糯米淘洗干净；甘薯去皮，洗净，切块。

2　煮锅中放入甘薯、糯米，加适量水烧开，撇去浮沫，改小火煮至黏稠即成。

3　食用时放入白糖调味。

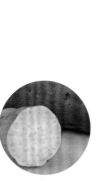

甘薯

健康充电站　　　　100%

✿ 甘薯健脾气、厚肠胃，且富含膳食纤维，可畅通肠胃、排毒通便，对预防便秘、痔疮、肠癌十分有益。

✿ 此粥也适合肥胖、高血脂、心血管疾病患者常食。

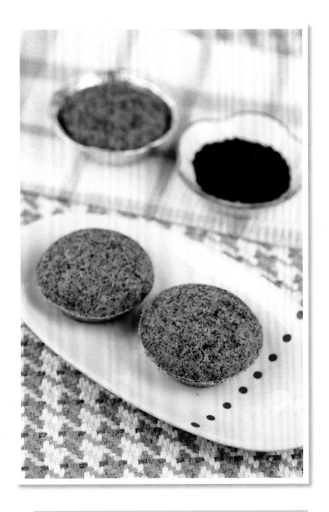

黑芝麻蜜糕

材料
黑芝麻50克，玉米粉、白面各100克，鸡蛋1个。

调料
蜂蜜50克，泡打粉适量。

做法
1 将黑芝麻炒香研碎，和其他材料一起放入盆中，加入调料和适量水，搅打成稠糊状。

2 将芝麻面粉糊倒入蛋糕模具中，再把蛋糕模具码入烤盘，静置15分钟。

3 将烤盘放入预热的烤箱，温度设为180℃，上、下两面烤20分钟即成。

健康充电站   100%

✿ 黑芝麻补肝肾、益精血、润肠燥。玉米粉是粗粮，也有养胃及通肠的作用。

✿ 此糕可润燥通肠，是精血亏虚所致血虚便秘者的补益良方。也适合消瘦乏力、皮肤不润、毛发不荣、筋骨不健者，尤宜体虚的老年人保健食用。

✿ 便溏肠滑者不宜。

黄瓜拌彩椒

材料

红、黄甜椒各200克，黄瓜100克。

调料

米醋、生抽、白糖、香油各适量。

做法

1 红、黄甜椒分别去蒂、去子，洗净，切小块；黄瓜洗净，切小丁。

2 各材料都装盘，加入所有调料，拌匀即可。

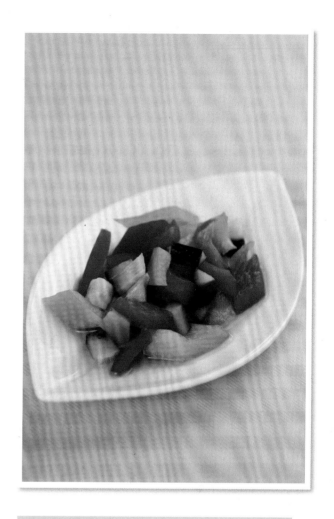

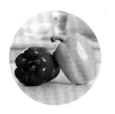

彩椒

健康充电站   100%

⚙ 彩椒含有丰富的维生素、微量元素和膳食纤维，能促进新陈代谢，养胃通肠，防治便秘，且不像绿色蔬菜那么寒凉或苦涩，是非常适合老年人常食的蔬菜。

⚙ 彩椒搭配生津止渴的黄瓜，除了通肠外，还可抗氧化、抗衰老、降血糖、降血脂、保护心血管健康，且有防癌抗癌的作用。

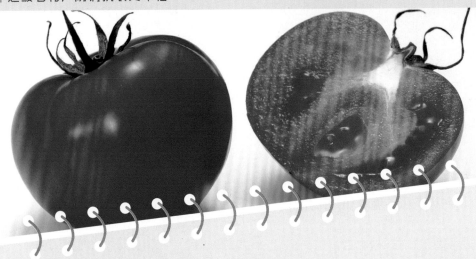

通利小便，养护前列腺

中老年男性前列腺疾病的发病率很高，包括前列腺增生，急、慢性前列腺炎，前列腺癌等。大多表现为排尿困难、尿频、尿急、尿痛、淋沥不尽、结石、泌尿系统感染等，严重影响生活质量。要想防治前列腺疾病，可多吃些通利小便、抗菌消炎的食物，能起到一定的辅助疗效。

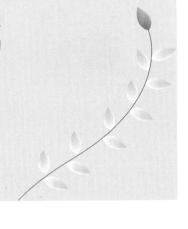

茅根红豆粥

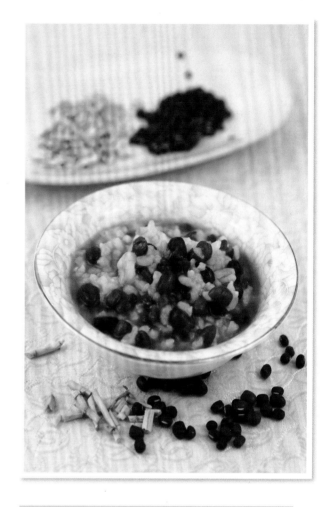

材料

赤小豆30克，白茅根10克，粳米100克。

调料

白糖适量。

做法

1 将白茅根洗净，放入锅中，加水煎煮20分钟，滤渣留汤。

2 倒入赤小豆煮至豆皮开裂，放入粳米续煮至粥成。

3 食用时调入白糖即可。

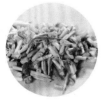

白茅根

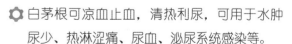

⚙ 白茅根可凉血止血，清热利尿，可用于水肿尿少、热淋涩痛、尿血、泌尿系统感染等。

⚙ 白茅根搭配清热利湿的赤小豆，可加强清热解毒及通淋的作用，适合热毒、湿毒所致小便不利、水肿、出血、尿路感染者。

⚙ 脾胃虚寒、尿频、尿多者不宜。

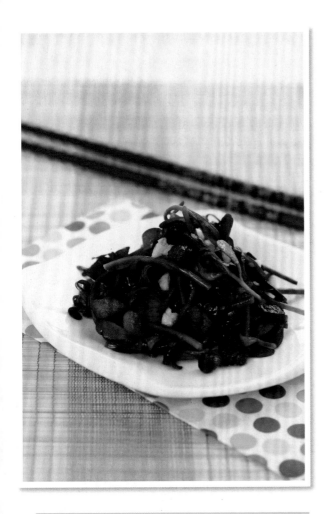

蒜蓉马齿苋

材料

马齿苋250克，猪瘦肉100克，大蒜20克。

调料

酱油、辣椒油、白醋、盐、鸡精各适量。

做法

1 猪瘦肉洗净，切丁，用酱油抓匀，入温油中滑熟。

2 马齿苋清洗干净，切长段，用少许盐拌匀，静置15分钟，攥掉析出的汤汁后装盘。

3 大蒜去皮，洗净，捣碎后也装盘，再放入熟肉丁，加辣椒油、白醋和鸡精，拌匀即成。

 健康充电站 100%

✿ 马齿苋有清热利湿、凉血止血、解毒通淋的功效，除了常用于热毒痢疾、便血外，也可用于尿血、小便热淋、尿路感染等。

✿ 脾胃虚寒、肠滑作泻者不宜。

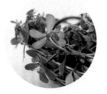

马齿苋

番茄洋葱炒土豆

材料

土豆200克，洋葱、番茄各100克。

调料

胡椒粉、盐、鸡精各适量。

做法

1 洋葱、番茄分别切大块；土豆去皮，切滚刀块，入油锅，炸至表面略焦黄。

2 锅中倒油烧热，先放洋葱炒出香味，再依次放入土豆、番茄，加胡椒粉翻炒2分钟，放入盐、鸡精炒匀即可。

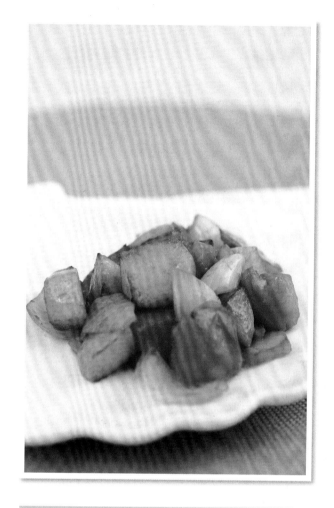

健康充电站 100%

🔹 番茄富含的番茄红素是一种强抗氧化剂，是前列腺的保护神。多吃番茄有助于防治前列腺癌等前列腺疾病。

🔹 洋葱是极少数含前列腺素A的食物，可养护前列腺健康、提升性功能、抗菌消炎、促进排尿，预防前列腺增生等疾病。

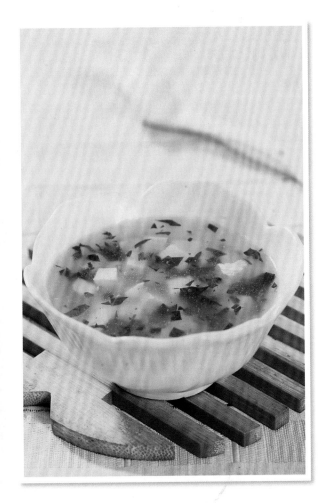

荠菜豆腐羹

材料

荠菜50克，豆腐100克。

调料

淀粉、香油、盐各适量。

做法

1 荠菜洗净，切碎；豆腐切丁。

2 煮锅中放入豆腐丁，加适量水，煮5分钟，倒入荠菜末，调入盐，加淀粉勾芡，淋香油即成。

健康充电站 100%

- 荠菜有和脾、利水、止血、通淋、明目等功效，可用于防治痢疾、水肿、淋病、乳糜尿、泌尿系统结石、尿血、吐血、便血等。

- 荠菜搭配益气血的豆腐，可扶正补虚，清热解毒，提高免疫力，对养护前列腺、防治泌尿系统感染有一定的辅助疗效。

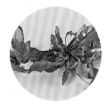

荠菜

蛤蜊冬瓜汤

材料

蛤蜊、冬瓜各150克，紫菜少许。

调料

盐、胡椒粉各适量。

做法

1 蛤蜊入沸水锅焯烫后，开壳取肉，洗净。

2 冬瓜去皮、瓤，洗净，切成厚片。

3 煮锅中加适量水烧开，先放入冬瓜煮10分，再放入蛤蜊肉和紫菜，煮沸后加调料即成。

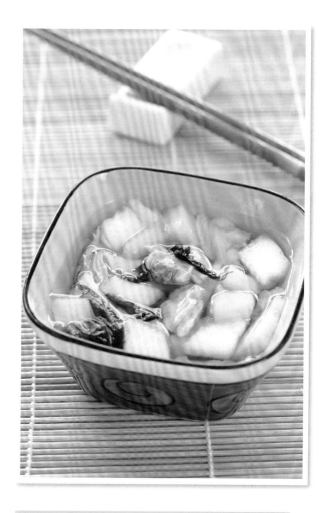

健康充电站   100%

- 冬瓜清热利尿，蛤蜊滋阴凉血，紫菜能软坚散结、清热利尿、防癌抗癌。

- 此汤可滋阴清热、凉血解毒、利尿消肿，适合小便不利、水肿、前列腺炎、泌尿系统结石及肿瘤者食用，也适合久居湿热之地的阴虚内热者防病保健。

- 脾胃虚寒、腹泻者不宜。

图书在版编目（CIP）数据

快速提升男人精气神的饮食调护书 / 余瀛鳌，陈思燕编著 . —北京：
中国中医药出版社，2018.4

（一家人的小食方丛书）

ISBN 978 – 7 – 5132 – 4713 – 9

Ⅰ . ①快⋯　Ⅱ . ①余⋯ ②陈⋯　Ⅲ . ①食物疗法 – 食谱
Ⅳ . ① R247.1 ② TS972.161

中国版本图书馆 CIP 数据核字（2017）第 311778 号

中国中医药出版社出版

北京市朝阳区北三环东路 28 号易亨大厦 16 层
邮政编码　100013
传真　010-64405750
山东临沂新华印刷物流集团有限责任公司印刷
各地新华书店经销

开本 710×1000　1/16　印张 13　字数 168 千字
2018 年 4 月第 1 版　2018 年 4 月第 1 次印刷
书号　ISBN 978 – 7 – 5132 – 4713 – 9

定价　48.00 元
网址　www.cptcm.com

社长热线　010-64405720
购书热线　010-89535836
维权打假　010-64405753

微信服务号　zgzyycbs
微商城网址　https：//kdt.im/LIdUGr
官方微博　http：//e.weibo.com/cptcm
天猫旗舰店网址　https：//zgzyycbs.tmall.com

如有印装质量问题请与本社出版部联系（010-64405510）